CONTRIBUTION A L'ÉTUDE

DES

# AFFECTIONS OCULAIRES

DANS LES

# TROUBLES DE LA MENSTRUATION

PAR

**Léon OURSEL**
Docteur en médecine de la Faculté de Paris,
Ancien externe des hôpitaux,
Médaille de bronze de l'Assistance publique.

PARIS
A. PARENT, IMPRIMEUR DE LA FACULTÉ DE MÉDECINE
A. DAVY, successeur
52, RUE MADAME ET RUE MONSIEUR-LE-PRINCE, 14

1885

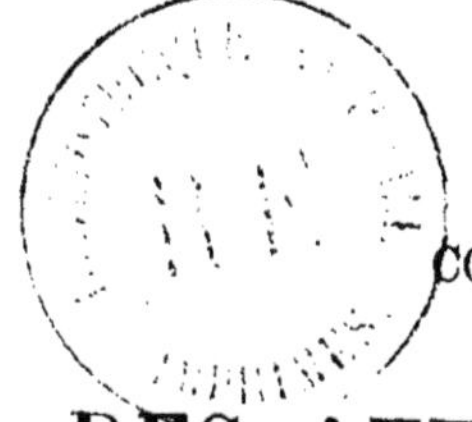

CONTRIBUTION A L'ÉTUDE

# DES AFFECTIONS OCULAIRES

DANS LES

## TROUBLES DE LA MENSTRUATION

CONTRIBUTION A L'ÉTUDE

DES

# AFFECTIONS OCULAIRES

DANS LES

# TROUBLES DE LA MENSTRUATION



PAR

**Léon OURSEL**
Docteur en médecine de la Faculté de Paris,
Ancien externe des hôpitaux,
Médaille de bronze de l'Assistance publique.



PARIS
A. PARENT, IMPRIMEUR DE LA FACULTÉ DE MÉDECINE
A. DAVY, successeur
52, RUE MADAME ET RUE MONSIEUR-LE-PRINCE, 14

1885

CONTRIBUTION A L'ÉTUDE

DES

# AFFECTIONS OCULAIRES

DANS LES

TROUBLES DE LA MENSTRUATION

---

## INTRODUCTION.

Au dernier congrès d'ophtalmologie de Paris, M. Dor (de Lyon) est venu rapporter deux observations de lésions oculaires survenant après des troubles de la menstruation et appeler l'attention de ses collègues sur ces faits encore trop peu connus. Depuis longtemps déjà M. Coursserant, notre excellent maître, dans ses leçons cliniques, nous avait montré le rapport intime qui paraît unir dans certains cas l'appareil génital de la femme et les organes de la vision ; et jamais il ne manquait de s'enquérir auprès de ses malades de l'état de leurs fonctions menstruelles.

En voulant pénétrer plus avant dans l'étude de la question, nous nous sommes aperçu avec étonnement que les auteurs classiques ne faisaient que vaguement mention de ces troubles particuliers. Dans le *Dictionnaire encyclopédique des sciences médicales*, M. Fritz (1) donne bien une rapide énumération des troubles oculaires qui peuvent survenir dans l'aménorrhée accidentelle, mais à l'article MENSTRUATION (2), du même ouvrage, on ne trouve mentionné qu'un certain nombre de troubles viscéraux. A la fin de l'article se trouve cependant reproduit un tableau comparatif des divers points du corps qui sont le plus fréquemment le siège du raptus sanguin. Ce tableau, dû à Puech et portant sur 200 cas, indique les yeux (paupières et caroncules lacrymales) comme ayant dix fois été le siège de l'hémorrhagie supplémentaire.

Dans un ouvrage de pathologie chirurgicale, récemment publié, l'influence étiologique des perturbations menstruelles sur la production des iritis n'est pas mentionnée. De plus, cette action étiologique, citée pour quelques autres affections, me semble l'être pour certaines, je dirai d'une façon plutôt dubitative qu'affirmative. Il faut donc se reporter entièrement aux ouvrages spéciaux pour l'étude de cette question. Cependant la connaissance exacte de ces faits nous paraissant d'une importance capitale dans la pratique, nous n'avons pas

(1) E. Fritz, Dict. encycl. des sc. méd., art. Aménorrhée.
(2) Depaul et Guéniot, art. Menstruation, in Dict. encycl. des sciences médicales.

craint de revenir une fois de plus sur ce sujet pour chercher à montrer, au moyen d'observations choisies avec le plus grand soin, que les perturbations menstruelles agissent d'une manière indéniable sur les organes de la vision.

Nous avons dit : au moyen de quelques observations choisies. Notre intention n'est pas, en effet, de reproduire ici indistinctement toutes les observations qui ont été publiées sur ce sujet, mais seulement de faire un choix de toutes celles qui nous paraissent présenter tout le degré de rigueur scientifique que l'on peut exiger et d'y joindre quelques observations inédites. Certes, notre prétention n'est pas d'être complet. Nous avons dû oublier, je dirai même nous avons certainement oublié, surtout dans la littérature étrangère, des observations qui auraient mérité de rentrer dans notre travail. Mais, à côté de ces dernières, il en est d'autres que nous avons volontairement omises comme ne présentant pas un caractère scientifique assez tranché pour que nous puissions nous appuyer sur elles. Pour n'en citer qu'un exemple ou deux, nous relevons dans la thèse de Thaon (1) les deux observations suivantes :

### Observation de choroidite atrophique.

Mlle T..., âgée de 21 ans, consulte le Dr X... au mois de janvier 1866 pour un affaiblissement notable de la

(1) Thaon, Des affections oculaires liées à la menstruation, Paris, 1879.

vue qui s'est déclaré pour la première fois à l'âge de 17 ans, époque de l'apparition des règles. Cette fonction physiologique n'est venue que d'une manière très irrégulière. Elle manquait souvent pendant plusieurs mois consécutifs. Tous les traitements qu'on lui a fait subir sont restés sans résultat. Au moment où elle est venue me consulter, j'ai pu constater des taches atrophiques disséminées, très nombreuses, occupant le segment postérieur de l'œil.

La malade se plaignait d'un trouble marqué de la vue et d'une sorte de brouillard épais pendant le jour. Pourtant la macula elle-même a pu rester intacte malgré la durée de la maladie, pendant *sept années consécutives.* Elle pouvait lire en effet de l'œil droit le n° 1 (échelle typogr.) et de l'œil gauche le n° 2. Dans cet œil les taches étaient plus rapprochées de la tache jaune.

Laissant de côté la légère discordance qui existe entre les dates, nous avons de plus graves reproches à adresser à cette observation. Est-on, en effet, en droit d'attribuer la lésion oculaire aux troubles menstruels? N'y a-t-il que simple coïncidence? Nous n'avons aucun renseignement au point de vue des antécédents de la malade. Et cependant l'apparition tardive des premiers phénomènes menstruels permet de supposer que sa constitution était loin d'être vigoureuse.

Ne peut-on aussi incriminer la syphilis? La malade n'a pas été suivie. A-t-on ramené la fonction menstruelle à un écoulement régulier? Quelle influence ce retour à une menstruation normale a-t-il eu sur la marche de la maladie? Autant de questions que nous sommes en droit de poser et que ne résout nullement l'observation ci-dessus.

### Observation de rétinite pigmentaire (1).

Mme F..., 31 ans, mariée, deux enfants, se présente le 9 novembre 1873 à la clinique du Dr X.... Il y a deux ans, pendant une période menstruelle, elle voit ses règles se supprimer brusquement. Le lendemain, « le blanc de l'œil gauche était rouge et le gris était noir » (probablement mydriase). L'œil gauche ne distinguait plus que le jour de la nuit. Cet état dura trois mois ; à partir de ce moment, la vue revient graduellement dans l'œil malade.

*État actuel.* — Vision O. D. = 1; O. G. = 6. Le champ visuel gauche est légèrement rétréci du côté externe.

A l'ophtalmoscope, on trouve dans l'œil droit une dégénérescence *gris rougeâtre* peu marquée de la papille. Pas de lésions de la rétine. Vaisseaux de calibre normal. Dans l'œil gauche, la papille optique est pâle. Les vaisseaux de la papille et de la rétine sont plus ténus qu'à droite. Au pourtour de la papille, on rencontre quelques amas de pigment rétinien. En se rapprochant de la périphérie de la rétine, on constate surtout au bas de l'image renversée un nombre considérable de taches foncées, généralement de forme circulaire. D'autres

(1) Thaon, loc. citée.

foyers semblables, mais plus petits et plus rares, se voient sur le reste de la rétine. Le pourtour de la papille est encadré d'un dépôt de pigment beaucoup plus prononcé à la partie inférieure et interne. Les vaisseaux de la rétine sont si minces qu'il est impossible de déterminer leur rapport avec les taches. Pourtant, au pourtour de la rétine, on voit un de ces amas à cheval sur un vaisseau. Traitement : liniment stimulant.

Nous faisons à cette observation les mêmes reproches qu'à la précédente. On n'y voit nulle trace des antécédents de la malade. Le cœur n'a pas été examiné, ce qui avait une certaine importance dans cette observation, qui paraît bien plutôt être une apoplexie rétinienne multiple vue à une période avancée de régression qu'une rétinite pigmentaire. En effet, dans cette observation, on ne trouve presque aucun des phénomènes rationnels qui caractérisent l'affection désignée sous le nom de rétinite pigmentaire : ni héméralopie, ni rétrécissement concentrique du champ visuel, ni pigment étoilé. De plus, un seul œil est pris. Les lésions de l'autre œil sont nulles ou à peu près ; la vision est normale dans l'œil droit. Le seul signe qui pourrait prêter à confusion, c'est la gracilité des vaisseaux. Mais nous ne croyons pas que ce caractère seul permette de porter le diagnostic de rétinite pigmentaire.

En présence de ces faits, nous nous sommes cru autorisé à faire un choix parmi toutes ces observations, trouvant inutile de rapporter toutes celles dont on peut discuter non seulement les conclusions, mais encore la valeur scientifique.

Avant de pénétrer plus avant dans le cours de notre travail, qu'on nous permette de présenter ici publiquement à notre bien aimé maître, M. le D$^r$ Courssenant, l'expression de notre profonde gratitude pour les conseils affectueux qu'il n'a cessé de nous prodiguer pendant tout le temps que nous avons suivi ses leçons.

Nous remercions également M. Meyer pour l'accueil bienveillant que nous avons trouvé auprès de lui, MM. Caudron et Debierre, chefs de clinique, pour l'empressement avec lequel ils ont bien voulu mettre à notre disposition les observations dont ils pouvaient disposer.

Nous remercions également M. le professeur Panas d'avoir bien voulu accepter la présidence de cette thèse.

## EXPOSITION DU SUJET.

Contribution à l'étude des affections oculaires dans les troubles de la menstruation. Tel est le titre que nous avons choisi. Nous ne sommes pas le premier à écrire sur un pareil sujet, et les troubles multiples qui surgissent lorsque la fonction utérine se fait mal avaient, depuis longtemps, attiré l'attention des médecins. Pour ce qui concerne les affections oculaires, déjà à une époque préophtalmoscopique, Brière de Boismont (1) signale ces ophtalmies rebelles à tout traitement, qui se montrent chez les jeunes filles, au moment où va apparaître la fonction, et qui se dissipent, pour ainsi dire d'elles-mêmes, alors que l'écoulement cataménial est franchement et régulièrement établi. Déjà, dans ce même traité, il signale une observation d'hémiopie probable survenue chez une jeune femme, à la suite d'une suppression brusque des menstrues. Et cette jeune femme, entrée dans le service de Dupuytren, à l'Hôtel-Dieu, ne retrouva l'usage de ses yeux que lorsqu'une médication énergique eut ramené la fonction menstruelle momentanément troublée. De nombreux documents ont été publiés depuis ; mais comme nous l'avons déjà dit nous avons été forcé de faire un choix au milieu de tous ces matériaux épars.

(I) Brière de Boismont, Traité de la menstruation, Paris, 1842.

Tous d'ailleurs ne rentrent pas dans le cadre restreint que nous avons choisi, et nombre d'observations se rapportent à des troubles oculaires survenant au moment d'une période menstruelle, il est vrai, mais les règles restant régulières et normales. D'autres enfin, et en grand nombre, se rapportent bien à des affections oculaires survenant au milieu de troubles menstruels. Mais ces troubles menstruels surviennent à une époque particulière de la vie de la femme, pendant cette période si mouvementée qu'on a appelée l'âge critique, alors que des troubles précurseurs viennent annoncer la fin de la vie génitale. Nous avons laissé également de côté ces divers troubles qui méritent une étude à part. Nous ne nous occuperons dans ce travail que des troubles oculaires qui peuvent survenir :

1° Et chez la jeune fille, alors que la première menstruation va apparaître et s'établit difficilement;

2° Et chez la femme adulte, alors que la fonction régulièrement établie se trouve pervertie ou abolie par une cause accidentelle ou pathologique.

Nous suivrons, pour l'étude des phénomènes morbides qui peuvent frapper les yeux dans les troubles menstruels, l'ordre le plus simple, c'est-à-dire l'ordre anatomique. Nous glisserons rapidement sur les lésions de la conjonctive, qui sont aujourd'hui de connaissance notoire, pour arriver rapidement aux affections plus graves qui peuvent atteindre la cornée ou les membranes profondes de l'œil et amener quelquefois la perte absolue de la vision, ou du moins, laisser après elles des traces irrémédiables de leur action. Nous ferons suivre chaque chapitre des conclusions partielles que l'on peut tirer des observations que nous y avons reproduites. Enfin, nous dirons en terminant quelques mots sur la forme générale du traitement qu'il est bon de diriger contre ces affections oculaires, qui dépendent d'une cause générale bien plus que d'une affection locale.

Il est un chapitre que nous aurions bien voulu pouvoir traiter, mais que nous sommes obligé de supprimer dans l'état actuel de la question : c'est celui de la pathogénie de ces accidents. Ces lésions ne menaçant pas la vie, on n'a pu constater pour la plupart, par un examen post mortem, l'état des parties atteintes. Et si pour certaines affections, telles que la névrite optique et l'atrophie papillaire, on a pu émettre l'opinion d'une compression du nerf optique par un épanchement dans la gaine (1) de ce nerf qui communique avec l'espace arachnoïdien, pour les autres affections on en est encore réduit à des hypothèses. On fait rentrer ces troubles morbides dans la classe vague des actions réflexes. On a invoqué une névrose réflexe amenant des troubles vaso-moteurs du côté de la circulation des organes de la vision, troubles entraînant à leur suite diverses altérations du milieu de l'œil.

On a invoqué un état spécial dyscrasique du sang, une certaine prédisposition morbide des vaisseaux favorisant leur rupture sous l'influence d'un excès de tension sanguine. Nous ne préjugerons rien de la question. En

(1) Warlomont et Duwez, art. Rétine, in Dict. encyc. des sc. médicales.

présentant ses observations, M. Dor (1) a dit qu'il était encore impossible de tracer les règles de ces phénomènes, qu'il fallait avant tout entasser les faits, accumuler les observations. Ce sera notre rôle. Nous nous efforcerons de montrer que dans certains cas la lésion oculaire est bien sous l'influence du trouble menstruel. Nous laisserons à quelqu'un de plus heureux que nous, lorsque les faits seront plus nombreux, lorsque quelques examens nécroscopiques auront été faits et seront venus jeter un jour nouveau sur la question, le soin de déduire les règles de pathologie générale qui doivent régir ces troubles sympathiques.

## CONJONCTIVITES.

Nous ne nous appesantirons pas sur les lésions de la conjonctive liées à des troubles menstruels. Ces lésions sont trop connues, et depuis fort longtemps, pour que nous croyions utile d'y insister davantage. Leur gravité d'ailleurs est peu redoutable, tant que ces lésions restent limitées à la conjonctive. Il ne résulte guère en effet de ces affections qu'une incommodité plus ou moins prolongée pour la malade et un ennui assez désagréable, il est vrai. Mais la fonction visuelle n'est en rien menacée. Aussi passerons-nous rapidement sur ces faits pour aborder plus longuement les affections plus graves de la cornée et des membranes profondes de l'œil, qui peu-

(1) Dor, de Lyon, Ann. oculistique, année 1884.

vent amener à leur suite une perte plus ou moins grande de la force visuelle.

Nous ne citerons donc ici qu'une observation absolument typique, que nous avons retrouvée dans les notes de M. Coursserant. Nous pourrions multiplier ces faits à l'infini, mais sans profit pour personne, comme nous venons de le voir. C'est pourquoi nous ne nous étendrons pas davantage sur ce chapitre.

### Observation I.

Conjonctivite phlycténulaire à rechute. Aménorrhée.

Mlle P..., 17 ans, de père et mère sains. Cette jeune fille a présenté dans son enfance quelques troubles discrets de lymphatisme (eczéma impétigneux du nez, un peu de gonflement des ganglions sous-maxillaires, etc.).

Réglée pour la première fois à 15 ans 1/2, cette fonction s'établit avec quelque peine. La jeune fille présentait au moment des époques des lassitudes, des courbatures.

Vers l'âge de 16 ans, à chaque époque menstruelle elle éprouvait de violents accès de névralgies faciales, toujours plus intenses à gauche et qui ne disparaissaient que lorsque l'écoulement menstruel prenait fin.

Il y a six mois les règles ne se sont pas montrées à l'époque voulue. Les parents mettent ce retard sur le compte d'une violente émotion qu'aurait éprouvée la jeune fille. Douleurs vives, nausées, vomissements et apparition sur le trajet du droit externe du côté gauche, de deux pustules conjonctivales. Depuis cette époque, les règles ne sont pas revenues ; la santé de la jeune fille est très éprouvée. Chaque mois, lorsque la fonction menstruelle devrait se produire, apparaissait tantôt à droite, tantôt à gauche une poussée de conjonctivite phlycténulaire. La dernière poussée a été plus rebelle que les autres, ce qui a engagé la jeune malade à consulter.

Elle se présente à la consultation du Dr Coursserant le 25 février 1883. On constate une double conjonctivite phlycténulaire avec une légère ulcération du bord externe de la cornée à gauche.

Étant donné les renseignements fournis par la malade, M. Coursserant institue tout d'abord le traitement général : toniques, amers, frictions sèches sur tout le corps, révulsifs sur les membres inférieurs, fumigations vaginales avec plantes aromatiques, pilules d'aloès.

La conjonctivite est soignée par le traitement ordinaire : lavages oculaires avec une solution boriquée, pommade au précipité jaune.

Au bout de deux mois de ce traitement, pendant lesquels il y avait eu à une époque menstruelle nulle une légère poussée surtout à gauche, les règles reviennent et leur apparition amène la cessation des accidents oculaires. Le traitement général est continué très exactement.

Au mois de juillet, la malade revient à la clinique. Depuis sa dernière visite, il n'y a pas eu d'interruption dans sa menstruation, et il ne s'est rien présenté du côté des yeux.

L'influence du mauvais état des fonctions utérines sur la production de la conjonctivite nous semble bien établie. En effet, nous voyons chez une jeune fille la fonction menstruelle s'établir difficilement et être accompagnée de divers phénomènes morbides constants, principalement de névralgies. Un jour, la fonction ne se fait pas, à la suite d'une contrariété : malaise, l'œil rougit, il se forme des phlychtènes sur la conjonctive. Depuis, chaque période absente est marquée par un phénomène analogue. Sous l'influence de la médication, réapparition des règles, cessation de tous les accidents du côté de l'œil.

La première médication instituée est le traitement général. C'est aussi ce que nous verrons appliquer par la suite. C'est à ce seul traitement qu'il faut s'adresser pour ramener la fonction menstruelle et la disparition consécutive des accidents, que le traitement local seul serait impuissant à faire cesser. Et cependant ce traitement n'a pas été non plus négligé, puisque nous voyons la conjonctivite traitée par les moyens ordinaires. Mais ce n'est que lorsque la fonction utérine a repris son cours normal que cessent les récidives, c'est-à-dire que la guérison complète est obtenue.

## KÉRATITES.

Les lésions de la conjonctive, que nous venons de passer rapidement en revue, sont gênantes et désagréables pour le malade. Mais elles ont du moins l'immense avantage de ne menacer en rien la fonction visuelle tant qu'elles restent limitées à la membrane conjonctivale. Il n'en est pas toujours de même malheureusement quand la lésion atteint la cornée ; car dans ce cas elle peut amener à sa suite une gêne ; je dirai même une perte plus ou moins considérable de l'acuité visuelle. Et ce qui fait que ces lésions sont redoutables, ce n'est pas toujours à cause de leur gravité propre, mais bien plutôt de leur ténacité qui fait qu'il se produit à la longue une altération interstitielle du tissu cornéen amenant des opacités plus ou moins apparentes, qui diminuent dans une certaine mesure la force visuelle du sujet.

OBSERVATION II (Résumée) (1).

Kératite suppurative des deux cornées.

Mme A..., 37 ans. Bonne constitution. Pas d'enfants. Cessation brusque des règles après l'immersion des mains dans l'eau froide pendant une période menstruelle. La nuit suivante des douleurs atroces éclatent dans l'œil gauche. L'œil droit se prend à son tour deux jours plus tard. La malade ne se décide à consulter que sept jours après le début de son affection. On constate la présence sur les deux cornées de deux larges abcès qui se transforment trois mois plus tard en leucomes, ne laissant à la malade que la vision nécessaire pour se conduire.

(1) Daguenet, Rec. opht., 1876.

### Observation III (Inédite).

Kératites pustuleuses à rechutes. Vascularisation chronique. Péritomie.

Mlle Mathilde, 17 ans, laitière, se présente à la clinique du Dr Coursserant au mois de février 1880. Cette jeune fille présente d'incontestables caractères de strume (engorgements ganglionnaires, croûtes dans le nez, etc.). Réglée pour la première fois à 15 ans 1/2; cette fonction a toujours été irrégulière. Il lui arrive souvent de rester plusieurs mois sans voir l'écoulement cataménial se produire. Cette irrégularité menstruelle n'a jamais retenti d'une façon manifeste sur la santé générale ; mais il n'en est pas de même du côté de l'appareil de la vision.

Au moment où Mlle M... s'est présentée à la clinique, elle se plaignait d'une affection oculaire remontant à environ dix-huit mois. La malade a fort bien remarqué elle-même que cette affection revenait périodiquement au moment des époques menstruelles et se traduisait par un petit bouton se montrant « tantôt sur le blanc de l'œil, tantôt sur le miroir. » Elle a également constaté une influence manifeste de la menstruation sur la marche de cette affection.

On constate à l'éclairage oblique, sur la cornée droite, plusieurs petits leucomes, les uns à cheval sur le bord marginal, les autres siégeant sur les parties plus centrales de la cornée. Quelques-uns de ces leucomes sont reliés entre eux par des pinceaux de vaisseaux de nouvelle formation. A la partie supérieure de la cornée il existe un léger pannus scrofuleux, bien que la conjonctive tarsienne n'offre aucune trace de granulations, mais seulement un état papillaire assez prononcé dans les angles. Un peu de blépharite ciliaire avec obstruction et eversion du point lacrymal inférieur viennent s'ajouter aux lésions précédentes.

On fend immédiatement le point lacrymal inférieur et on passe la sonde de Bowmann pour rétablir le cours des larmes. La kératite est traitée par tous les moyens ordinaires : compresses chaudes, pommade au précipité jaune, collyre à l'atropine. La vitalité de la conjonctive oculo-palpébrale est modifiée par des attouchements au sulfate de cuivre ou à la solution de sous-acétate de plomb et par des irrigations selon le procédé employé par M. Coursserant. Le traitement général est en même temps institué rigoureusement. Toniques amers. Huile de foie de morue.

Nous avons suivi pendant trois ans cette malade à la clinique, et il nous a été donné de constater par nous-même combien la fonction menstruelle agissait sur la durée et la marche de ces pustules conjonctivo-kératiques.

Au mois de mai 1881, après une suppression menstruelle de trois mois, la malade est prise d'une poussée de kératite en bandelette telle que M. Coursserant, voyant le traitement médical insuffisant pour enrayer les désordres cornéens, n'hésite pas à proposer à la malade une double péritomie destinée à modifier la vitalité de la cornée. Cette opération est pratiquée au mois de juin 1881 avec le concours de MM. Leviste, chef de clinique, et Desgoffes. L'excision de la couronne conjonctivale est suivie du raclage de la sclérotique. Les suites de l'opération sont normales. Il se manifeste seulement un peu de purulence de la conjonctive facilement maîtrisée par des attouchements au nitrate d'argent et au sous-acétate de plomb.

Trois mois après la rétraction cicatricielle était complète. La malade a toujours continué ses visites à la clinique.

Nous avons pu constater la disparition du pannus scrofuleux existant à la partie supérieure de la cornée et l'éclaircissement partiel de cette cornée. Depuis cette époque la jeune malade a encore eu quelques rechutes coïncidant toujours avec les époques menstruelles; mais elles ont été des plus légères et tout fait espérer que la santé générale se modifiant avec l'âge, Mlle M... verra ses yeux à l'abri de toutes complications.

Les détails dans lesquels nous venons d'entrer au sujet de cette observation nous permettront d'être plus bref dans la rédaction des deux suivantes qui diffèrent d'ailleurs peu de la précédente.

### Observation IV (Inédite).

Kératite pustuleuse à répétition. Péritomie.

Mlle T..., 16 ans, blanchisseuse, strumeuse. Se présente à la clinique du Dr Coursserant en janvier 1880. Traitée à l'âge de 5 ans par M. Coursserant père, pour des poussées de kératite vasculaire, elle présente sur la cornée des traces indélébiles de leur action.

Réglée à 15 ans et toujours irrégulièrement, chaque période menstruelle est marquée par une poussée de kératite pustuleuse. Traitée sans résultat par tous les moyens ordinaires, elle est en pleine récidive aiguë lorsque nous la voyons, et la force de la maladie est telle que les cornées sont gravement menacées. M. Courserant propose une double péritomie qui est pratiquée le 5 février 1880 avec le concours de MM. Leviste, chef de clinique, Oursel, aide de clinique, et Desgoffes. Cette opération dont les suites sont normales donne un excellent résultat. La vitalité des cornées se modifie. Les pannus diminuent. La malade a été suivie presque jusque dans ces derniers temps. Depuis l'opération, elle a bien eu quelques petites poussées de kératite, mais elles n'ont pas eu de suites graves. Il est vrai de dire qu'en ce moment la malade paraît définitivement bien réglée.

### Observation V (Inédite).

Kératite pustuleuse à rechute. Double péritomie.

Mlle L..., 18 ans. Couvent de Conflans. Légèrement scrofuleuse, est atteinte de deux kératites pustuleuses vascularisées. Réglée à 15 ans, elle a toujours été mal réglée. Les périodes d'acuité de son affection ont toujours marché de pair avec les irrégularités menstruelles. En présence de ces récidives fréquentes, deux tonsures conjonctivales sont pratiquées, et deux ans après elle n'avait plus eu de rechutes ; ses cornées paraissaient hors de cause. La menstruation est devenue plus facile et plus régulière.

Dans les quatre observations que nous venons de citer, l'affection oculaire est bien manifestement sous la dépendance du mauvais fonctionnement utérin. En effet, nous voyons dans notre observation II l'affection débuter aussitôt après un arrêt brusque de la menstruation. Dans nos trois autres observations le début n'est pas aussi manifeste. Cependant nous voyons dans toutes, les poussées aiguës coïncider toujours avec une période menstruelle irrégulière et l'affection être d'autant plus marquée que l'écoulement est moins abondant. De plus, dans nos dernières observations, nous voyons des poussées se produire malgré l'opération jusqu'à ce que l'écoulement menstruel ait pris un cours à peu près régulier et normal. Mais ici nous devons établir une remarque. Nous verrons dans certains cas le trouble utérin engendrer de toutes pièces l'affection oculaire ; ici il n'en est pas de même. Le trouble utérin a agi comme cause déterminante et non comme cause efficiente. Les jeunes malades étaient toutes plus ou moins strumeuses, et dans trois de nos observations l'œil était déjà plus ou moins atteint. C'était un *locus minoris resistentiæ.*

Le traitement général dans ces affections doit être institué rigoureusement. Il faut chercher à tonifier les malades, ce genre d'affection se présentant le plus souvent chez les jeunes filles strumeuses. Mais ici le traitement général ne doit pas être institué seul. Le traitement local ne doit pas non plus être négligé. Contrairement à ce que nous verrons dans certains cas, il doit être aussi énergique que possible. Dans ces cas en effet le traitement général ne peut suffire; il faut chercher à protéger les cornées contre des lésions à marche lente, dont les récidives constantes peuvent en altérer le tissu et amener par la suite des lésions irréparables. C'est pourquoi l'on pratique la péritomie. Le tissu cicatriciel qui succède à cette opération comprime les vaisseaux péri-cornéens et met obstacle à ces formidables poussées de kératites vasculaires qui peuvent amener la destruction complète de la cornée et la perte de l'œil, ou tout au moins de ces leucomes tels qu'ils laissent à peine aux malades la faculté de se conduire.

Il faut en même temps modifier la vitalité de la conjonctive par des moyens appropriés. Et à ce sujet nous avons été étonné de la rapidité d'action de celui employé par M. Coursserant (1). Ce système d'irrigations agit avec une énergie telle que nous avons vu des granuleux être amenés à la clinique, ne pouvant se conduire, venir seuls et sans l'aide de personne au bout de huit jours. Grâce à ce procédé les douleurs causées par les différents caustiques ou astringents sont presque totalement supprimées, et maintes fois nous avons pu voir des malades qui venaient d'être cautérisés et irrigués pouvoir lire facilement après un repos de cinq ou dix minutes. Mais malgré toute l'activité de ce traitement local, il faudra

(1) Henri Coursserant, Soc. de chir., 29 janv. 1879. Gaz. des hôp., année 1879. Bull. gén. de thér., sept. 1879.

toujours surveiller avec le plus grand soin les malades au point de vue de la façon dont ils exécutent les prescriptions du traitement général. On ne pourra guère esperer voir la guérison s'établir d'une façon définitive que lorsque la menstruation sera devenue régulière et normale.

### IRITIS. HÉMORRHAGIE DANS LA CHAMBRE ANTÉRIEURE.

Si nous étudions maintenant les phénomènes qui se passent du côté de l'iris, nous verrons que les perturbations utérines viennent y jouer un certain rôle. Elles peuvent en effet déterminer du côté de la membrane irienne diverses inflammations dont la gravité varie avec la rapidité d'évolution ou la chronicité de la maladie. Dans les affections aiguës en effet, la marche bruyante de la maladie force les malades à consulter dès le début. Les mydriatiques peuvent encore arriver à vaincre la résistance des synéchies imparfaitement organisées et à les déchirer. La pupille se dilate. Le traitement général agit pour provoquer le retour de la menstruation, et tout se termine sans grands dommages. Mais il n'en est plus de même quand l'affection débute sourdement et insidieusement. La malade ne consulte pas; les synéchies s'organisent, et, dans le mouvement de l'iris tiraillant sans cesse sur cette membrane, deviennent une source permanente d'irritation. De plus, ces synéchies peuvent venir à fermer la libre communication entre les parties profondes de l'œil et la chambre antérieure. La filtration cornéenne ne peut plus se faire et la tension augmente dans l'œil. Si à ce moment le traitement chirurgical n'intervient pas, il est à craindre de voir se produire, sous l'effort de cette tension toujours croissante, de graves désordres dans les membranes profondes de l'œil. Hâtons-nous d'ajouter que ces cas extrêmes sont rares dans les iritis suite de troubles menstruels.

Observation VI (Résumée) Thèse de Thaon (1).

Iritis séreuse.

. Mme S..., 23 ans. Perd son enfant au moment de son retour de couches. Arrêt immédiat des menstrues. Réapparition de troubles nerveux de nature hystérique auxquels la malade était déjà sujette avant son mariage. Des douleurs terribles éclatent dans les deux yeux et durent six semaines. On constate l'apparition d'une iritis séreuse double. Flocons dans le corps vitré. Quelques manifestations antérieures firent mettre pendant quelque temps la malade au régime syphilitique, mais sans succès. A chaque période menstruelle on fit appliquer des sangsues à la face interne des cuisses, auprès des grandes lèvres. Sous l'influence de cette médication, le cours des règles se rétablit petit à petit ; l'apparition de ces dernières amena une notable amélioration dans l'état des yeux, qui finirent par se rétablir complètement en peu de temps. A peine retrouvait-on quelques traces de synéchies postérieures.

(1) Thaon, loc. citée.

Observation VII (Résumée) De M. Abadie, citée par Levat (1).

Poussées d'iritis à chaque période menstruelle. Troubles oculaires variés.

L... (Marie), 26 ans. Constitution assez bonne bien qu'un peu lymphatique. Réglée pour la première fois à 14 ans, la menstruation a toujours été régulière bien qu'un peu douloureuse vers l'âge de 18 ans. Mariée en 1874, elle accouche heureusement au mois d'août 1875. Une émotion vive la surprend dix jours environ après ses couches ; ses règles restent quatre mois sans revenir. Depuis lors, réapparition; elles sont irrégulières.

La malade a commencé à souffrir de l'œil droit en 1877. Son médecin, consulté, la soigne pour une iritis et lui ordonne des instillations d'atropine et des onctions mercurielles. Elle se présente à la clinique de M. Abadie le 23 juin 1877. On constate des traces d'anciennes iritis et des opacités du corps vitré telles, qu'on ne peut voir le fond de l'œil. L'œil gauche est sain. On soumet la malade à l'iodure de potassium, aux onctions mercurielles, aux sudations tous les deux jours. Ce traitement, continué longtemps, amène une notable amélioration, et, au bout de cinq mois, bien qu'il existe encore quelques opacités du corps vitré, on peut voir nettement le fond de l'œil.

Le traitement est continué avec des intervalles de re-

(1) Levat, Lésions de nutrition de l'œil liées à la menstruation, th. Paris, 1878.

pos ; mais la malade est sujette à des poussées survenant soit pendant les périodes actives du traitement, soit pendant les intervalles de repos. Ces poussées coïncident toujours, comme l'a d'ailleurs remarqué la malade elle-même, avec les périodes menstruelles, et se montrent plus marquées aux périodes douloureuses. On observe à chaque nouvelle poussée une décoloration de l'iris, des troubles du corps vitré voilant la pupille, une tendance manifeste aux synéchies postérieures, quelques opacités circonscrites de la cornée. Une fois même on a observé une hémorrhagie rétinienne siégeant à la partie inférieure de la papille. L'œil gauche tend à se prendre par le même procédé.

### OBSERVATION VIII (Kay) (1).

Iritis séreuse.

Miss W..., domestique, née aux États-Unis, vient consulter pour un affaiblissement marqué de la vue accompagné de douleurs névralgiques très intenses dans l'œil gauche. Ces accidents remontaient à deux semaines. La semaine suivante, les douleurs deviennent plus intenses, et, au bout de trois jours, la vue est complètement obscurcie. Cette fille est toujours mal réglée. Ses règles sont irrégulières et peu abondantes. Elles sont survenues la veille du début de l'affection oculaire.

*Acuité visuelle par un jour sombre :* O. D. $= \frac{12}{20}$; O. G. = vaguement la main à un pied de distance.

(1) Kay, Maladies de l'œil dépendant de la suppression des règles, in Amer. Journ. of med. sc.

L'examen ophtalmoscopique montre des dépôts inflammatoires sur la courbe postérieure de la cornée et des opacités dans l'humeur vitrée. Diagnostic : iritis séreuse.

Traitement : dilatation de la pupille par un collyre d'atropine; verres fumés; lotions chaudes; sangsues aux tempes; pilules de bichlorure d'hydrargyre; régime général tonique et fortifiant. Amélioration de l'œil. Le traitement est suivi plusieurs mois. Les règles viennent à se régulariser, et la malade recouvre le plein exercice de ses fonctions visuelles.

### Observation IX (Inédite).

Iritis séreuse double. Pas de diathèse. Influence de la menstruation irrégulière sur la marche de cette affection.

Mlle X..., 19 ans, relieuse, se présente à la clinique du Dr Courserant en mars 1878. Elle se plaint d'un affaiblissement considérable de la vue, qu'elle fait remonter à trois semaines environ. Elle n'a jamais souffert des yeux. La maladie a débuté par des douleurs névralgiques siégeant dans les paupières. Les yeux, surtout le droit, sont devenus rouges, larmoyants, douloureux à la pression ; ils ont perdu leur éclat. Enfin, l'acuité visuelle a baissé d'une façon rapide, surtout dans les cinq derniers jours qui précèdent sa venue à la clinique. La jeune malade est dans une période menstruelle. Celle-ci, qui avait retardé de quatre ou cinq semaines, est survenue brusquement, douloureuse, sans former de pertes.

Il est facile de diagnostiquer une iritis séreuse avec nombreux dépôts sur la descemétite et sur la cristalloïde antérieure avec accumulation dans les parties déclives des chambres antérieures. Le faux hypopion est plus marqué à droite.

*Acuité visuelle :* O. D. $= \frac{6}{36}$ ; O. G. $= \frac{6}{12}$.

Après avoir scrupuleusement interrogé la jeune malade et ses parents, on est en droit d'exclure l'idée de toute diathèse syphilitique ou rhumatismale. Mais on apprend que la jeune fille est fort mal réglée. La première menstruation a paru à l'âge de 15 ans, et, depuis cette époque, la jeune X... passe souvent deux ou trois mois sans voir l'écoulement menstruel se produire. Elle est alors fortement indisposée pendant les époques menstruelles absentes. Elle souffre des reins, a des palpitations, quelquefois même des syncopes. Sa mère la soupçonne, en outre, d'avoir des habitudes de masturbation très prononcées. On institue le traitement basé sur des sudations, des pilules de bichlorure d'hydrargyre, des purgatifs, des révulsifs sur les membres inférieurs, des fumigations vaginales.

La jeune X... est suivie pendant huit mois. Pendant ce temps, elle présente des alternatives d'amélioration et d'aggravation, ces dernières coïncidant toujours avec l'évolution menstruelle. Le mieux s'accuse si l'écoulement utérin s'établit avec facilité et abondance. Au contraire, tous les phénomènes objectifs et subjectifs s'accentuent si la période menstruelle vient à manquer en partie ou en totalité.

Au commencement de novembre, une poussée glaucomateuse vient se déclarer du côté droit. La tension $= T + 2$. Le champ visuel se rétrécit en dedans. Des arcs-en-ciel colorés se montrent autour des lumières. Malgré l'emploi des myotiques administrés avec beaucoup de prudence en raison des phénomènes d'iritis, la maladie s'accentue dans le sens du glaucôme. On propose une iridectomie à droite. La malade demande quelques jours de répit. Elle désire attendre la période menstruelle, qui doit se faire dans six ou huit jours. Les règles ne viennent pas; on insiste pour l'opération. La malade repousse toute intervention chirurgicale et ne revient plus à la clinique.

### Observation X (Inédite).

Iritis double. Hémorrhagie à répétition dans les chambres antérieures au moment des époques menstruelles.

Mme D..., 26 ans, deux enfants, bonne santé habituelle, pas de diathèse. Se présente à la clinique de M. Coursserant, le 7 mai 1878, pour des troubles oculaires remontant à quinze jours environ. Ces troubles oculaires ont débuté au moment d'une période menstruelle. La maladie a commencé par une rougeur conjonctivale occupant les deux yeux et plus intense du côté gauche; rougeur conjonctivale accompagnée de névralgies circum-orbitaires, d'élancements et de douleurs dans les globes oculaires avec photophobie et larmoiement. Le médecin de la malade la traite pour une conjonctivite et ordonne un collyre au sulfate de zinc. Sous l'influence de cette médication, les phénomènes cités plus haut augmentent d'intensité ; la vision devient confuse et la malade se décide à venir consulter. On constate une double iritis séreuse avec synéchies postérieures plus abondantes du côté gauche, quelques flocons dans l'humeur aqueuse et un léger pointillé à la face postérieure de la cornée et sur la cristalloïde antérieure, surtout à gauche. Les deux yeux sont douloureux à la pression. Tension au-dessus de la normale. T + 1.

*Acuité visuelle* = O. D. $= \frac{6}{24}$. O. G. $\frac{6}{18}$.

Le corps vitré ne paraît pas atteint. On constate seulement un peu de rougeur des papilles optiques. Rien sur la rétine, rien dans la choroïde. Traitement : Collyre d'atropine, compresses chaudes, pilules de calomel et de sulfate de quinine, onctions mercurielles belladonées sur le front et sur les tempes, deux sangues aux apophyses mastoïdes, deux transpirations par semaine au lit, lunettes fortement teintées.

Sous l'influence de cette médication les douleurs cessent, les pupilles se dilatent; mais du côté gauche deux ou trois synéchies résistent aux mydriatiques.

Le 23 mai. Quinze jours après la première visite, quatre ou cinq jours avant les règles, les douleurs reparaissent, les pupilles se contractent de nouveau. La vision qui s'était améliorée retombe.

A. V. = O. D. $\frac{4}{36}$. O. G. $\frac{4}{18}$, très péniblement.

L'écoulement menstruel s'établit le 27 mai ; mais cet écoulement est douloureux. Pourtant les pupilles se laissent redilater par l'atropine; les synéchies semblent plus résistantes et plus organisées au côté gauche. Le traitement est continué et l'amélioration, lente, va en s'accentuant jusqu'à la nouvelle époque menstruelle qui arrive prématurément le 17 juin.

De nouveau la vision baisse, l'humeur aqueuse se trouble davantage. Les pupilles réagissent moins sous l'influence de l'atropine et l'amélioration constatée précédemment disparaît de nouveau; on insiste sur le traitement local et on ordonne des sinapismes et des applications de sangsues à la face interne des cuisses.

Cette dernière époque se passe mieux que la précédente et l'on constate de nouveau une amélioration du côté des yeux.

L'acuité monte et atteint O. D. $= \frac{6}{12}$ O. G. $\frac{6}{18}$. Les synéchies du côte gauche semblent vouloir se déchirer; elles s'allongent sous l'influence de l'atropine. L'humeur aqueuse s'éclaircit et la face postérieure de la cornée paraît se nettoyer.

A la fin de juin la malade perd une petite fille, ne se soigne pas pendant quelque temps et voit son état général et occulaire redevenir mauvais. Au moment où sa nouvelle époque menstruelle devait arriver elle est prise de douleurs de reins, de crampes dans les jambes. La fonction ne se fait pas et elle revient nous voir avec une augmentation considérable des premières lésions constatées et l'apparition dans les deux chambres antérieures de deux épanchements sanguins. A droite l'épanchement n'atteint pas le bord inférieur de la pupille. A gauche l'ouverture pupillaire est masquée dans une bonne moitié. Les douleurs oculaires ont augmenté beaucoup et la malade peut à peine se conduire seule. On éclaire avec peine des deux côtés le fond de l'œil.

Traitement : Application répétée de la ventouse Heurteloup aux tempes, purgatifs drastiques. Les deux épanchements se résorbent lentement. Après leur disparition il s'est établi des synéchies ; nombreuses au côté gauche elles sont discrètes du côté droit. Le traitement est continué ; mais la malade ne récupère pas l'amélioration visuelle relevée à la seconde visite.

Dans la première quinzaine d'août, époque à laquelle la malade devait avoir ses règles, la menstruation ne se fait pas et il se produit de nouveau deux hémorrhagies dans la chambre antérieure. Les douleurs ciliaires sont violentes, les pupilles se contractent, des adhérences s'organisent fortement surtout et toujours du côté gauche et dès cette époque il devient évident qu'un traitement chirurgical sera nécessaire. La résorption de ces deux hémorrhagies demande quinze jours environ, et lorsque le sang a complèment disparu on pratique des deux côtés, dans la même séance, deux larges incisions de l'iris à la partie supérieure. Des adhérences solides entre la face postérieure de l'iris et le cristallin existaient surtout à gauche. Les suites de l'opération sont normales la vision s'améliore, les douleurs cessent.

Au moment de l'époque menstruelle suivante les yeux deviennent plus sensibles. Les iris se dilatent moins bien par l'atropine. On applique des sangsues à la face interne des cuisses pour activer l'écoulement sanguin. La malade perd quelques caillots. Immédiatement la vision augmente, la chambre antérieure se nettoie, les douleurs cessent. L'acuité visuelle remonte et atteint O. D $\frac{6}{12}$ très facilement. O. G. un peu moins bonne. Les globes oculaires ne sont plus durs.

La malade a été suivie pendant longtemps. La guérison définitive n'a été obtenue que trois ou quatre mois après l'opération. Elle a très bien remarqué qu'à chaque époque de l'apparition des règles les yeux devenaient plus sensibles et la vision plus confuse pendant quelques jours.

Deux ans après l'opération la vision était. O. D. = 1. O. G. = $\frac{2}{3}$.

### Observation XI (Résumée) (Guépin fils) (1).

Hémorrhagie dans la chambre antérieure supplémentaire du flux menstruel.

Mlle X..., institutrice, anémique. Chez cette malade les règles se montrent à des époques régulières ; mais leur durée oscille entre un jour et six jours ; trois jours en moyenne. Puis survient une épistaxis supplémentaire dont l'intensité est proportionnelle au plus ou moins de durée des règles.

Le 18 mai 1861, les règles apparaissent le matin et ne

(1) Guépin fils, Ann. d'ocul., 1861, Journ. de méd. de Bordeaux, 1861.

durent que deux heures. L'épistaxis supplémentaire fait défaut ; l'hémorrhagie se fait dans la chambre antérieure. La malade ne vient consulter que le 25 mai. A l'examen on voit un épanchement sanguin à cheval sur le bord libre de l'iris et remplissant toute la partie inférieure de la chambre antérieure. La pupille est libre et la vision serait possible sans une tache blanchâtre qui occupe la membrane de Descemet vis-à-vis l'ouverture pupillaire.

On ordonne à la malade des fomentations sur l'œil, un régime tonique, l'exercice au grand air. L'état de l'œil s'améliore promptement. La jeune femme peut retourner chez elle six jours après le début du traitement. Depuis on n'a plus eu de ses nouvelles.

Nous sommes bien forcés d'admettre dans ces différents cas l'influence efficiente du trouble utérin sur la production de ces affections. Nous ne pouvons pas ici invoquer le *locus minoris resistentiæ*, il n'existe pas. Aucune des malades qui sont l'objet de nos observations n'était atteinte d'affection oculaire. Un seul cas pourrait prêter à confusion : c'est celui qui fait le sujet de notre observation VI. La malade avait présenté quelque temps avant des accidents syphilitiques. Cependant le traitement spécifique n'a amené aucune amélioration dans l'état oculaire de la malade. On ne relève aucune manifestation diathésique à la charge des autres malades.

Quant à l'influence étiologique de la perturbation utérine elle nous semble ici indéniable. Nous voyons en effet l'affection oculaire débuter concurremment ou suivre de très près la perversion des fonctions menstruelles, évoluer avec elle et suivre toutes ses péripéties ; s'améliorant lorsque la fonction utérine semble reprendre une marche normale, s'aggravant au contraire aussitôt que les accidents utérins reparaissent. Notre observation X, entre autres, nous semble à ce point de vue absolument concluante.

Quant aux hémorrhagies dans la chambre antérieure dont nous donnons deux exemples, leur étiologie peut-être plus complexe. Dans une de nos observations (XI) le raptus sanguin semble bien intimement lié à la suppression d'une épistaxis supplémentaire du flux menstruel. L'épistaxis ne se faisant pas, l'hémorrhagie se produit dans un lieu voisin ; c'est la chambre antérieure. Avant cet accident l'œil n'offrait aucune altération qu'on pût invoquer comme cause prédisposante.

Il n'en est plus tout à fait de même chez la malade qui fait le sujet de notre observation X. C'est bien sous l'influence de la perversion utérine que s'est produite l'hémorrhagie ; mais ici l'iris est déjà atteint depuis longtemps. Son tissu est altéré par une inflammation chronique. Les vaisseaux doivent être devenus friables ; il n'y a rien d'étonnant à ce qu'un de ces vaisseaux soit venu à se rompre sous l'influence d'un excès de tension sanguine.

Quel traitement doit-on appliquer dans le cas que nous venons de rapporter ? Le traitement local doit-il primer le traitement général ? Évidemment non ! Que voyons-nous en analysant nos observations ? Que les malades n'ont récupéré leurs fonctions visuelles d'une façon définitive et durable que lorsque l'évolution menstruelle a repris un cours régulier et normal. C'est donc sur le traitement général destiné à faire reparaître les règles ou à en régulariser le cours qu'il faudra insister. Je ne veux pas dire qu'on doive négliger pour cela le traitement local. Au contraire ; car ce traitement permet de placer l'œil dans des conditions favorables qui lui permettront d'attendre sans trop de dommages les résultats du traitement général. C'est aussi pourquoi on doit dans certains cas avoir recours au traitement chirurgical, lorsque la malade a consulté tardivement, lorsque de nombreuses et fortes synéchies tendent à unir l'iris et la cristalloïde et à gêner la libre communication qui doit exister entre les parties profondes et la chambre antérieure. C'est pour supprimer ces synéchies, qui tiraillant sans cesse sur l'iris, sont une cause permanente d'inflammation ; c'est pour rétablir la communication qu'on est autorisé à agir dans ces différents cas.

## IRIDO-CHOROIDITES

L'action des irrégularités menstruelles sur la production des irido-choroïdites est connue depuis fort longtemps. C'est une des premières manifestations qui ait attiré l'attention des ophtalmologistes, et déjà en 1867 de Wecker (1) disait : « on remarque une certaine corrélation entre l'état du tractus uvéal et l'état du système utérin ; car la constance avec laquelle des affections mor-

(1) De Wecker, Traité des maladies des yeux, Paris, 1867.

bides de la matrice ou de ses annexes, la suppression ou les irrégularités du flux menstruel déterminent chez quelques femmes, soit l'apparition, soit l'aggravation d'une iritis ou d'une choroïde est digne de remarque. » Aussi cette influence des irrégularités menstruelles est-elle aujourd'hui si bien établie que les observations qui peuvent se présenter ne sont-elles plus que signalées sans être relevées. Nous serons obligé dans ce travail de ne nous appuyer que sur des observations déjà connues. Ajoutons, d'ailleurs, que l'irido-choroïdite suite de troubles menstruels est assez rare à l'époque de la vie féminine que nous avons en vue dans ce travail. Son maximum de fréquence se trouve dans les années qui avoisinent l'époque de la ménopause.

L'irido-choroïdite est toujours d'un pronostic grave puisqu'elle peut amener à sa suite l'atrophie du globe oculaire. Cependant dans les irido-choroïdes liées à des troubles menstruels, le pronostic est un peu moins grave ; la lésion va rarement jusqu'à l'atrophie. Mais les malades ne recouvrent jamais une acuité visuelle considérable, car lorsqu'elles se présentent aux consultations les lésions sont déjà anciennes pour la plupart. En effet, l'affection débute presque toujours, sinon toujours, par la choroïde, mais cette lésion est presque silencieuse ; elle a peu de manifestations extérieures. Un peu de rougeur de l'œil, un peu de fatigue pour le travail, une vue plus ou moins brouillée, presque pas de douleurs. La malade ne consulte pas pour si peu. Ce n'est que lorsque les phénomènes éclatent du côté de l'iris que la malade se décide à consulter. Et encore lorsque les phénomènes morbides ne sont pas trop aigus, les douleurs trop intenses, ne le fait-elle que tardivement, laissant ainsi à la maladie le temps nécessaire pour évoluer et pour établir entre l'iris et la capsule du cristallin de fortes et solides adhérences. On pourra améliorer dans de fortes proportions l'état d'un œil ainsi atteint ; mais il ne faudra pas espérer ramener une acuité visuelle normale ; les lésions sont trop profondes, trop enracinées, dans les parties périphériques de la choroïde principalement, pour qu'elles puissent disparaître sans que la malade s'en ressente.

### Observation XII. — (Caudron) (1).

### Irido-choroïdite double.

Marie H..., couturière, 18 ans, grande, apparence robuste ; mais, présentant à bien examiner, quelques traces de tempérament lymphatique. Elle a eu dans son enfance plusieurs poussées de kérato-conjonctivite qui n'ont pas laissé de traces. Réglée pour la première fois à 14 ans 1/2, l'apparition du premier flux menstruel a été accompagné de phénomènes morbides assez intenses : céphalalgie violente, courbature, tintements d'oreilles, nausées, vomissements. A ces divers troubles qui s'observent assez fréquemment s'est ajouté un phénomène particulier. Deux jours avant l'apparition des règles la vue baissa tellement que le travail devint impossible. Les règles ne durèrent qu'un jour et le lendemain tous les

(1) Caudron, in Gaz. des hôp., Paris, 1878.

accidents diminuèrent d'une façon notable. L'acuité visuelle est remontée. Au bout de cinq à six jours tout est rentré dans l'ordre.

Les mêmes phénomènes se produisent tous les mois et sans interruption jusqu'au mois de mars 1878. A cette époque, la jeune fille remarque que les troubles oculaires au lieu de cesser à la suite du flux cataménial persistent entre deux époques, un peu moins intenses toutefois.

Baisse plus considérable de la vue dans les premiers jours d'avril. Cessation forcée du travail. Ce n'est pourtant qu'au mois de mai que nous voyons la malade.

*Acuité visuelle* = O. D. n° 14. Snellen à 6 mètres. 1/4 vision normale. O. G. Peut seulement compter les doigts à 2 mètres 1/2.

Le champ visuel normal à droite est un peu rétréci à gauche dans son segment inférieur.

*Eclairage oblique. Pour les deux yeux.* Taches couleur de rouille sur la capsule du cristallin. Nombreuses synéchies reliant l'iris à la cristalloïde. Traces d'anciennes iritis.

A l'ophtalmoscope, on constate dans les deux yeux des traces d'épanchements récents dans le corps vitré (aspect jumenteux) et des opacités organisées, signe d'épanchements anciens. La choroïde est parsemée de plaques exsudatives plus larges et plus abondantes à mesure qu'on s'éloigne du pôle postérieur de l'œil.

*Traitement.* — Cataplasmes chauds sur les yeux, trois quarts d'heure chaque fois, matin et soir, drastiques, pilules aloëtiques de 0,10-0,20, instillations d'un collyre à l'atropine à 1/100, 5 gouttes trois fois par jour, vésicatoire permanent sur le bras, frictions sur tout le corps avec une flanelle imbibée d'eau salée.

Amélioration graduelle mais très lente. Le 4 juin la malade arrive à lire. O. D. n° 12. Snellen 1/2 vis. norm. O. G. Compte les doigts à 5 mètres 1/2.

13 juin. Rechute au moment des règles.

Le 18. La malade est examinée de nouveau attentivement par M. Meyer qui signale comme obstacle à une amélioration durable, de larges synéchies qui interrompent la communication entre la chambre antérieure et les parties profondes de l'œil et qui, par leurs tiraillements incessants sur l'iris jouent un rôle irritant.

Le 20. On pratique une double iridectomie.

Un mois après l'opérée peut lire. O. D. n° 9, Snellen 3/4 vis. norm. O. G. Compte les doigts à 4 mètres 1/2.

Au mois de septembre l'écoulement menstruel devient plus abondant. Il dure deux jours au lieu d'un comme précédemment. Accroissement de vision.

Le 6 octobre elle lit. O. D. n° 6. Snellen, vis. norm. O. G. n° 36. Snellen, 1/6 vis. norm.

La force visuelle est restée depuis stationnaire à l'examen méthodique, mais elle a gagné en netteté. La malade présente encore au moment des règles une dépression brusque coïncidant avec des troubles congestifs ; mais ces phénomènes sont bien moins marqués. Au dernier examen, 20 mars 1878, la malade présentait une tension inégale dans les deux yeux. Cette tension était exagérée pour l'œil gauche qui présentait un état jumenteux du corps vitré et une foule de corps flottants minuscules.

Les parties de la choroïde qui avoisinent la papille sont débarrassées des plaques exsudatives disparues sans atrophie de la choroïde. Mais à l'image droite on retrouve ces exsudats vers la périphérie et la partie supérieure. Le corps vitré de l'œil droit est aussi sillonné par des corps flottants ; mais il n'y a pas traces d'épanchement récent ni de plaques exsudatives.

### Observation XIII. — Thèse de Lerat (1).

Irido-choroïdite.

Adélaïde Péraud, 28 ans. Nantes. Se présente à la clinique du Dr Teillais, le 23 janvier 1877. La malade est d'une bonne santé ordinaire. — Pas de rhumatismes, pas de syphilis, menstruation régulière.

Les règles apparaissent normalement le 17 juin. La malade éprouve à ce moment une contrariété assez vive dans la journée; ses règles s'arrêtent brusquement. Quand elle se présente à la clinique l'œil droit est rouge et injecté. Il offre une vascularisation péri-cornéenne formant un cercle radié. L'iris de ce côté est plus pâle que celui du côté opposé. Il offre une teinte gris sale. Il est tomenteux, lâchement adhérent du bas au cristallin.

Les troubles de la vue sont très accentués. Si la malade vient à fermer l'œil gauche elle ne peut plus distinguer les objets. Trouble assez considérable du corps vitré qui contient des flocons filiformes assez nombreux. On peut voir le fond rouge de l'œil. La papille est forte-

(1) Lerat, loc. citée.

ment injectée. Bords peu distincts. Douleurs lancinantes, tension douloureuse, paupières lourdes. Photophobie. Les règles restent deux mois sans revenir.

### Observation XIV (Michel Dauthon) (1).

### Irido-choroïdite.

Rne jeune fille de constitution délicate de 14 à 15 ans avait souffert longtemps d'une inflammation interne des yeux à la suite de laquelle l'iris s'était décoloré. Les pupilles étaient devenues adhérentes et la vision imparfaite. Cet état s'était beaucoup amélioré à la suite d'un assez long traitement ; mais le mal était revenu. Grande rougeur interne avec tension, douleur, perte complète de la vue. Chambre antérieure d'un œil remplie de sang noirâtre. Ces signes disparurent en trois ou quatre jours sous l'influence d'un traitement antiphlogistique, mais reparurent à des intervalles mensuels. On adopta des moyens pour provoquer la menstruation qui n'avait pas eu lieu avant et, dès lors, il n'y eut plus d'effusion de sang.

L'affection oculaire est bien encore ici sous la dépendance du trouble utérin. Dans l'observation de M. Caudron, les premières manifestations morbides du côté des yeux se montrent en même temps que l'apparition du premier flux menstruel et se répètent en s'aggravant à

(1) Michel Dauthon, Essai sur les hémorrhagies intra-oculaires, th. Paris, 1862.

chaque menstruation qui ne paraît, d'ailleurs, pas se faire normalement. La première fois les règles n'ont duré qu'un jour. Sous l'influence du traitement, la malade éprouve une certaine amélioration. Apparition d'une nouvelle époque menstruelle pénible et peu abondante. Rechute. Une double iridectomie est pratiquée pour détruire les adhérences qui unissent l'iris et le cristallin et sont une cause permanente d'irritation. La malade éprouve un certain soulagement. Mais ce n'est qu'au moment où la menstruation se fait un peu plus abondamment que l'acuité visuelle se relève tout à fait dans l'œil droit ; mais, dans l'œil gauche, le plus fortement atteint, l'acuité normale ne peut être ramenée. Depuis la menstruation s'est régularisée et, malgré cela, le contre-coup de chaque époque cataméniale se fait sentir sur l'appareil de la vision, les yeux, surtout le gauche, devenant plus faibles au moment de l'apparition des règles.

Dans notre observation XIII, l'influence de l'arrêt brusque des règles sur l'apparition de l'irido choroïdite est manifeste. Nous regrettons que la malade n'ait pas été suivie ou que le résultat n'ait pas été publié, car il aurait été curieux de voir, au point de vue du pronostic, l'étendue des lésions causées par cette attaque suraiguë, et si la malade a recouvré un fonctionnement visuel normal, l'affection oculaire n'ayant présenté dans sa marche aucun signe de chronicité.

Dans notre observation XIV, que nous croyons devoir ranger dans les irido-choroïdites, nous voyons un épanchement à répétition dans une des chambres antérieures, disparaître sous l'influence d'une menstruation provoquée. Il est très probable que dans ce cas la lésion était liée à la non-apparition des règles chez une jeune fille en âge d'être réglée; d'ailleurs cette rechute à intervalles mensuels semblerait assez l'indiquer.

Nous voyons également ici que le traitement qu'on doit placer en tête doit toujours être le traitement général, tendant à ramener la fonction utérine à un état régulier et normal; car ce n'est que lorsque cette fonction s'est faite d'une manière physiologique que nos malades ont éprouvé une amélioration notable et continue. Le traitement local, il est facile de le voir, n'a pas non plus été négligé, mais il a été employé toujours à titre de palliatif. On a eu également recours au traitement chirurgical. Il s'agissait alors de rétablir la libre communication entre les parties profondes de l'œil et la chambre antérieure, communication interrompue par de solides synéchies et de diminuer ainsi la tension intra-oculaire. En même temps de détruire une cause permanente et continue d'irritation par les tiraillements incessants que ces synéchies exerçaient sur l'iris. Ces conditions obtenues, l'œil se trouvait placé dans des conditions favorables pour attendre le résultat de la médication générale.

## CHOROIDITES.

Nous allons maintenant entrer dans l'étude des lésions de la choroïde. L'influence des irrégularités menstruelles s'y fait également sentir d'une façon qui nous paraît indéniable, mais heureusement les lésions qu'elle entraîne peuvent souvent être facilement enrayées. Cependant, le pronostic doit être dans quelques cas réservé, car souvent la malade ne récupère pas la pleine possession de sa fonction visuelle. La lésion s'établit quelquefois lentement, sourdement, presque sans douleurs, fait plus de progrès dans un œil que dans l'autre. Survienne un accident qui force la malade à cacher l'œil le moins atteint, elle s'apercevra qu'elle ne voit presque plus de l'œil resté ouvert. Elle consulte, mais la lésion est déjà trop avancée pour pouvoir espérer de la voir disparaître complètement. On améliorera dans d'assez fortes proportions l'état de cet œil ; mais on ne pourra pas lui rendre son acuité visuelle primitive.

Observation XV (Résumée) Galezowski (1).

Choroïdite atrophique due à une cessation absolue des règles.

Mlle X..., 30 ans, bien portante, se présente le 17 janvier 1866 à la clinique de M. Galezowski pour un affaiblissement de la vue remontant, pour l'œil gauche, à deux ans, pour l'œil droit, à un an. Depuis le début de sa maladie elle n'a cessé de se soigner sous la direction d'un occuliste de Paris, mais sans aucun succès.

*Acuité visuelle.* — O. D., n° 2, éch. typogr. O. G., n° 7, éch. typogr.

L'examen ophtalmoscopique démontre l'existence

(1) Galezowski, Rec. d'opht., 1875. Des maladies oculaires dépendant des troubles de la menstruation.

d'une choroïdite atrophique disséminée, à gauche, avec flocons dans le corps vitré. Il existait également de la choroïdite à droite, mais à une période d'évolution moins avancée.

Les antécédents recueillis auprès de la malade font rejeter l'idée de toute diathèse. Mais on apprend que la menstruation, autrefois régulière, a presque totalement cessé depuis deux ans. On dirige le traitement dans ce sens et on applique, au moment des règles, quatre sangsues à la partie supérieure et interne des cuisses. Ce moyen, joint à quelques applications topiques est continué pendant plusieurs mois. Les règles reviennent abondantes ; l'acuité visuelle remonte en même temps et atteint : O. D., n° 1, éch. typo.; O. G., le plus fortement atteint, le n° 2.

Observation XVI (Résumée). H. Coursserant (I).

Choroïdite antérieure.

Mme B..., ménagère, 34 ans, d'une constitution robuste, se présente le 4 avril 1870 à la clinique de M. Sichel. Cette malade a eu plusieurs enfants, tous bien portants. Elle-même n'a jamais été malade, mais il lui est resté de sa dernière couche des hémorrhoïdes fluentes. Ces hémorrhoïdes cessent brusquement de couler il y a trois ans. Quelque temps après la malade voit une tache noire voltiger dans la partie interne du champ visuel de

(1) H. Coursserant, De la choroïdite antérieure, thèse Paris 1877.

l'œil gauche. A ce moment ses règles, jusque-là toujours normales, deviennent très irrégulières. En même temps les troubles de la vue augmentent, la tache grandit et la malade ne peut fixer longtemps un objet sans fermer l'œil gauche. La malade croyait à un affaiblissement graduel de cet œil et ne se soignait pas. Mais à ces signes vinrent s'ajouter des douleurs frontales vagues, mais pénibles au point d'empêcher parfois le sommeil. Puis successivement apparurent de la photophobie, qui faisait cruellement souffrir la malade dès qu'elle était exposée à une variation, même faible, d'éclairage, et une sensation particulière qui faisait croire à la malade que son œil allait éclater. La malade se décide alors à consulter. Le champ visuel présente un assez large scotome dans sa partie inférieure et interne. L'œil étant en rotation inférieure et interne, si on presse avec la pulpe du doigt un endroit assez limité en haut et en dehors, on détermine chez la malade une douleur assez intense pour lui arracher des cris. En même temps il lui semble voir de nombreuses étincelles très volumineuses, même dans l'obscurité.

A l'ophtalmoscope on constate, à la partie supéro-externe du fond de l'œil, à égale distance de l'équateur et de l'ora serrata, dans la région qui est le siège de la douleur et du scotome, une série de petites taches blanchâtres arrondies qui, vues à l'image renversée, avec une lentille de trois pouces de foyer, mesurent environ 2 à 2 1/2 millim. Elles sont disposées sur une ligne courbe, concave en dedans ; et chacune d'elles est entourée par un petit limbe rouge jaunâtre qni tranche par sa faible coloration sur la teinte rouge des parties environnantes. Au delà de ces zones, la coloration rouge est plus prononcée que partout ailleurs. On aperçoit de plus un bon nombre de vasa vorticosa fortement turgescents et qui font relief. On observe au-devant des taches et des parties environnantes un léger œdème rétinien qui fait paraître diffus les vaisseaux rétiniens, particulièrement les veines et les masque en grande partie. On ne trouve aucune autre altération, dans quelque sens qu'on examine l'œil.

*Diagnostic.* — Choroïdite exsudative circonscrite gauche. Application de la ventouse Heurteloup et émission d'un cylindre et demi de sang. Pilules aloétiques, bains de vapeur sèche, deux fois par semaine, lunettes coquilles à verres foncés.

7 avril. Brusque retour des règles qui ne devaient revenir que le 13. Elles sont abondantes, contrairement à ce qu'elles sont d'ordinaire, on constate aussitôt une légère amélioration de la vue. Les douleurs céphaliques et oculaires ont diminué d'intensité. Cependant l'examen à l'ophtalmoscope ne montre rien de changé.

Le 16. Les taches jaunâtres se nuancent de gris, liséré noirâtre sur les bords. Disparition en grande partie de l'œdème rétinien. Les veines apparaissent nettement. Plus de douleur à la pression, plus de photophobie.

Le 23. Taches uniformément gris noirâtre. La malade, qui ne pouvait plus lire, lit le n° 7 Jæger et épèle quoique difficilement le n° 6. Plus de douleurs. Trois petits vésicatoires volants.

Le 30. Les taches présentent un aspect noir piqueté

sur un fond blanchâtre. Dans l'une d'elles le fond est d'une blancheur éclatante, tandis que les bords sont garnis d'une auréole noir foncé, déchiquetée, dentelée. L'amélioration de la vue a encore augmenté et la malade lit couramment à l'œil nu le n° 3 Jæger et, à l'aide d'un verre convexe, le n° 2. Elle ne revient plus à la clinique.

### Observation XVII (Inédite).

### Choroïdite atrophique.

Mlle B..., 26 ans, se présente à la clinique de M. Meyer le 26 mai 1880 pour un affaiblissement marqué de la vue, surtout à droite. Cette jeune fille se plaint en outre de deux gros corps noirs qui la gênent quelquefois beaucoup lorsqu'elle veut fixer attentivement un objet.

La malade est d'une bonne santé habituelle ; on ne peut relever dans ses antécédents aucune trace de diathèse, seulement la menstruation se fait mal. Réglée pour la première fois à 14 ans 1/2, l'établissement de cette fonction s'est fait péniblement et jamais les règles n'ont été ni régulières, ni abondantes, sans cependant faire jamais complètement défaut. Aujourd'hui encore les règles sont douloureuses, peu abondantes et accompagnées de maux de tête et de vomissements. D'après ce que raconte la malade, les accidents oculaires se seraient montrés presque en même temps que l'apparition de la fonction menstruelle. De plus, à chaque période menstruelle, l'état oculaire deviendrait moins satisfaisant que pendant l'intervalle. L'aggravation des signes morbides serait d'autant plus marquée que l'évolution menstruelle serait plus douloureuse et moins abondante.

*Acuité visuelle.* — O. D. + 2,50. Compte les doigts à 1 mètre. — O. G. + 1,25.

A l'examen ophtalmoscopique, on constate dans le pôle postérieur de l'œil droit de nombreuses taches de choroïdite atrophique disséminée. Le corps vitré est rempli par une fine poussière. Cependant, en faisant mouvoir l'œil dans tous les sens, on finit par amener devant l'ouverture pupillaire deux flocons noirâtres un peu volumineux.

L'œil gauche ne présente pas de lésions bien caractéristiques. La région de la macula est seulement un peu plus pigmentée qu'à l'état normal.

*Traitement.* — Applications répétées de ventouses aux tempes. Purgatifs, grands bains. Révulsifs sur les membres inférieurs. Toniques.

Sous l'influence de cette médication, les règles viennent moins douloureuses et plus abondantes. L'état des yeux s'améliore rapidement; l'acuité visuelle regagne. Au bout de deux mois de ce traitement, pendant lesquels la menstruation s'est faite d'une façon à peu près normale, la malade a récupéré à droite 1/10 de la force normale de vision.

### Observation XVIII (Inédite).

Choroïdite antérieure de l'œil gauche.

Mlle L...., 28 ans, brunisseuse, se présente à la clinique du Dr Coursserant, le 12 février 1883. Cette jeune fille a présenté à 14 ans une attaque de rhumatisme poli-articulaire.

Réglée à 15 ans pour la première fois, elle eut à 17 ans une nouvelle attaque de rhumatisme au coude. Traitée à ce moment à Saint-Antoine, elle paraît avoir eu de la péricardite. Rechute à 21 ans. Depuis cette époque, elle est mal réglée et a des pertes blanches en grande quantité. Depuis plusieurs années, cette malade ne peut plus travailler longtemps la tête penchée. Au moment de ses époques, elle éprouve de violentes migraines, des vomissements, des douleurs vives dans les deux yeux, surtout à gauche.

*Acuité visuelle.* = O. D. $\frac{6}{12}$; O. G. $\frac{6}{24}$.

Légère hypermétropie. Pas d'astigmatisme.

A l'ophtalmoscope, on ne découvre rien à droite. A gauche, en bas et un peu en dedans, on trouve un foyer de choroïdite aréolaire avec dépigmentation des parties périphériques. Tension — 1. Douleurs très vives à la pression dans la région du foyer choroïdien.

La malade, qui est très intelligente, nous raconte qu'au moment de ses règles tout travail appliqué lui est impossible avec cet œil gauche. Elle souffre à ce moment de douleurs ciliaires intenses, de photophobie et de blépharospasme.

On conseille une cure d'atropine, des applications de ventouses à la tempe suivies d'un repos complet des yeux dans l'obscurité pendant vingt-quatre heures, des lunettes fumées et des transpirations générales. On institue en même temps la médication emménagogue (sinapismes, fumigations vaginales, fer, amers).

La malade a été suivie pendant plusieurs mois, et nous avons pu constater nous-même l'influence de la menstruation sur la marche de l'acuité visuelle. Dans les derniers temps, à la suite d'une suppression menstruelle de deux mois, tous les signes s'étaient aggravés ; les douleurs étaient plus intenses. On proposa à la malade une sclérotomie. Elle refusa et ne revint plus à la clinique.

### Observation XIX (Inédite).

Choroïdite antérieure disséminée.

Mme H..., 37 ans, lingère, se présente le 20 février 1883 à la clinique du Dr Coursserant. Elle se plaint de ne plus pouvoir supporter la couture, surtout le soir à la lumière artificielle. Lorsqu'elle cherche à surmonter cette fatigue, elle est prise de violentes douleurs de tête et d'une sensation de brûlure qu'elle place très bien à l'intérieur des yeux. Si à ce moment elle presse sur les globes oculaires, certains points de ceux-ci sont extrêmement douloureux. Elle compare cette douleur à la sensation que pourrait produire une épingle enfoncée dans l'œil. Ces phénomènes s'accompagnent de photophobie et de larmoiement. Mme H... est dans cette situation depuis deux ans. Elle fait remonter le début de son affection à une péritonite d'origine traumatique. Depuis cette époque la menstruation se fait très mal, et la malade accuse une augmentation de tous les symptômes au moment des époques si ces dernières viennent à manquer ou sont peu abondantes. La malade ne présente aucune trace de diathèse, ni syphilitique, ni rhumatismale.

Les yeux ne présentent rien d'anormal à l'extérieur. La tension est normale, peut-être même un peu abaissée. L'acuité à distance est des deux côtés $\frac{6}{12}$, peut-être plus facilement à droite. Pas d'amélioration par les verres. Le champ visuel est légèrement obscurci dans les parties périphériques. La perception des couleurs est parfaite.

L'ophtalmoscope permet de voir que les milieux de l'œil sont transparents. Rien d'anormal dans les parties centrales. Mais à la périphérie, en avant de l'équateur, la choroïde est envahie par un processus atrophique généralisé à toute cette zone. Ce sont de petits foyers d'aspect jaune pâle, les uns ronds, les autres irréguliers. Quelques uns sont reliés entre eux par des prolongements pigmentaires. Dans certains points, le pigmentum paraît s'être accumulé en dehors de points voisins atrophiés. Les vaisseaux rétiniens qui passent devant ces plaques d'atrophie montrent que la lésion est bien choroïdienne. Ces phénomènes sont plus marqués à gauche.

On donne à l'intérieur le bichlorure d'hydrargyre comme antiplastique, l'aconit. On prescrit le repos des yeux au moyen de l'atropine et des verres fumés ; on prescrit aussi le traitement général, destiné à favoriser le cours des règles.

La malade a été suivie jusque dans ces derniers temps et nous avons pu nous convaincre que les époques menstruelles avaient une influence manifeste, non sur les lésions anatomiques, mais sur la marche de l'acuité visuelle. Plus faible pendant les quelques jours qui précèdent l'écoulement, elle devient toujours meilleure, soit pendant la période elle-même, soit les jours suivants. Et cette amélioration est d'autant plus marquée que l'écoulement utérin a été plus facile.

En examinant attentivement les observations qui précèdent, nous voyons que la lésion oculaire est bien sous l'influence du trouble utérin. En effet, le début de l'affection est intimement lié, soit à des troubles menstruels survenant dans le courant de la vie génitale, soit à l'apparition des premiers signes de la menstruation, cette fonction s'établissant difficilement et restant toujours irrégulière et douloureuse. Nous voyons aussi, sauf chez la malade de notre observation XVI qui n'a pas été suffisamment suivie, la maladie oculaire suivre toutes les fluctuations de la fonction utérine : s'améliorant si l'écoulement utérin se produit; s'aggravant au contraire si cet écoulement se trouve faire défaut, soit en totalité, soit en partie. Nous voyons, de plus, l'amélioration suivre une marche continue et progressive lorsque la fonction tend à se régulariser, pour arriver à une guérison définitive lorsque les règles ont repris leur cours normal (obs. XV, XVII).

Dans ces lésions, le traitement général doit être vigoureusement institué. Ce n'est qu'en régularisant le cours des règles qu'on peut espérer la guérison; c'est donc à ramener la fonction menstruelle à son état physiologique que doivent tendre tous les efforts. Le traitement local ne doit cependant pas être négligé. Il consistera surtout en déplétifs (sangsues, ventouses) et en révulsifs qui auront pour but de prévenir les congestions trop fortes, les hyperhémies trop intenses de la membrane choroïdienne. Son action sera donc encore de placer l'œil dans des conditions telles, qu'il puisse attendre sans trop de dommages l'action quelquefois longue à se produire du traitement général.

## RÉTINITES.

Nous allons étudier maintenant les accidents qui, sous l'influence des troubles utérins, peuvent frapper la membrane la plus importante de l'œil, la rétine. Ces accidents, rétinites exsudatives, apoplexies rétiniennes, peuvent entraîner à leur suite les plus graves résultats au point de vue de la perte d'une partie de la vision. Aussi le pronostic doit-il toujours être réservé. Cependant et heureusement dans les affections rétiniennes d'origine utérine le pronostic est en général plus bénin. La maladie a une marche assez bruyante pour inquiéter les malades dès le début ; et on peut agir dans les cas ordinaires avec assez de promptitude et d'énergie pour arrêter la marche progressive de l'affection avant qu'elle ait pu amener dans la rétine des lésions capables de détruire une partie de son tissu et de laisser ainsi consécutivement des défectuosités du champ visuel. Cependant si l'on ne peut réussir à ramener les règles, il faut toujours craindre ; car le pronostic s'aggrave et avec la prolongation des exsudats et avec la répétition des hémorrhagies qui viennent comprimer les éléments nerveux et peuvent en amener la perte. Il faut également au point de vue du pronostic faire entrer en ligne de compte le nombre de ces foyers qui menacent ainsi de destruction une partie plus étendue de la rétine et aussi leur situation, les foyers se trouvant dans la région de la macula, pouvant laisser à leur suite une plus grande gêne de la vision (scotome central) que ceux qui se trouvent dans les parties périphériques.

Observation XX (Résumée). Galezowski (1).

Rétinite exsudative.

Mlle F..., 20 ans. Bonne constitution. Toujours bien réglée. Le 19 obtobre 1874, à la suite d'une émotion vive pendant une époque menstruelle, les règles s'arrêtent brusquement. Trois jours après cet arrêt, violentes douleurs de tête persistant pendant six jours, avec frissons continuels. Pieds glacés.

Le septième jour la malade remarque un affaiblissement très prononcé de la vision dans l'œil gauche.

*Acuité visuelle.* — O. D. normal. O. G. n° 5 ech. typo. Le champ visuel est également aboli dans le tiers supérieur.

L'examen ophtalmoscopique montre la papille légère-

(1) Galezowski, Rec. opht., 1875.

ment congestionnée et infiltrée. En suivant les vaisseaux principaux de la rétine jusqu'à l'ora serrata, on trouve à une distance de trois diamètres de la papille des exsudations blanchâtres disséminées le long des vaisseaux ou à cheval sur ceux-ci. La rétine paraît comme soulevée et infiltrée.

On fait appliquer des sangsues à la partie supérieure et interne des cuisses. Cette saignée dérivative est renouvelée quelques jours après l'époque régulière de la menstruation. Purgatifs. Iodure de potassium à l'intérieur.

Un mois après les règles reviennent quoique peu abondantes. La santé générale est meilleure. Le champ visuel s'est élargi et la malade peut lire le n° 2. Echelle typogr.

### Observation XXI. — Kay (1).

Neuro-rétinite double due à une suppression menstruelle.

Fanny R..., 22 ans, célibataire, domestique, se présente à la consultation, de Bellevue Hospital (New-York City) le 30 juin 1873. Elle éprouva il y a deux ans une suppression menstruelle brusque. Depuis lors les règles ont reparu, mais irrégulières et peu abondantes. Depuis deux semaines elle avait présenté des signes de diplopie intermittente accompagnés de douleurs sus-orbitaires. Elle ne pouvait plus lire ni coudre. La malade est légèrement myope, mais ne se sert pas de verres. L'examen de la vision donne : O. D. $= \frac{14}{200}$; O. G. $= \frac{14}{80}$. Elle peut

(1) Kay, loc. citée.

lire les petits caractères à la distance de dix pouces. Les pupilles se contractent paresseusement sous l'influence de la lumière.

L'examen ophtalmoscopique montre toutes les apparences d'une neuro-rétinite double bien accentuée.

*Traitement.*—Emeto-cathartique, saignée aux tempes, toniques. Les règles se régularisent, la santé générale se relève. La vision subit une légère amélioration et la malade peut se servir de ses yeux.

Cette amélioration persistait depuis plusieurs mois, lorsque survint une nouvelle suppression des menstrues amenée par une imprudence de la malade qui laissa ses pieds à l'humidité pendant l'écoulement cataménial. La vue baissa immédiatement et ne reprit que plusieurs mois après alors que le traitement eût réussi à rétablir la menstruation.

En mars 1875, elle éprouva une sorte de suppression partielle. La vue baissa de nouveau. Vers la fin d'octobre 1876, époque à laquelle la malade fut vue pour la dernière fois, les règles étaient normales; la vision bonne et la santé générale ne laissait rien à désirer.

### Observation XXII. — Machek (1).

Neuro-rétinite. Choroïdite disséminée atrophique.

Jeune fille de 18 ans, bien bâtie, mais anémique et mal nourrie. Pas d'antécédents syphilitiques. Réglée pour la

(1) In Rev. gén. opht., 1881, p. 479.

première fois à 16 ans. Sous l'influence de cette première menstruation les yeux devinrent rouges et la vue baissa. Il y a six mois les règles se supprimèrent brusquement ; la vue baissa considérablement et la malade se décida à consulter.

*Acuité visuelle.* = O. D. $\frac{5}{60}$; O. G. $\frac{6}{24}$.

A l'examen ophtalmoscopique on trouve les papilles œdématiées et hyperhémiées. Leur contour est voilé par l'œdème périphérique ; les veines sont dilatées et tortueuses. On remarque à la périphérie des signes non équivoques de choroïdite atrophique.

*Traitement.* — Onguent mercuriel en frictions, 3 gr. par jour. Ce traitement au bout de huit jours n'avait donné aucun résultat.

3 décembre. Les règles surviennent, la vision gagne et le 5 décembre l'acuité était : O. D. = $\frac{6}{24}$; O. G. = $\frac{6}{12}$.

Le 28. Nouvel écoulement utérin ; l'acuité visuelle remonte de nouveau et atteint le 3 janvier suivant : O. D. = $\frac{6}{18}$; O. G. = $\frac{6}{9}$.

Les papilles optiques sont très rouges ; les taches jaunes de choroïdite atrophique ont grandi et sont bordées de pigment. On donne l'iodure de potassium à l'intérieur.

4 février. Nouvelle époque menstruelle. L'acuité visuelle devient pour les deux yeux $\frac{6}{6}$. On continue l'onguent mercuriel et l'iodure de potassium. On pratique quelques injections hypodermiques de pilocarpine.

Au bout de quatre mois la malade sort de l'hôpital totalement guérie; mais quelques plaques de choroïdite persistent.

### Observation XXIII (Inédite).

Apoplexie rétinienne par arrêt brusque des règles.

Mme B..., 36 ans. Bonne santé antérieure bien que d'apparence délicate. Pas d'affection organique du cœur, ni des organes respiratoires. Normalement et régulièrement réglée. Cette dame se présente à la consultation du Dr Coursserant, le 25 mars 1879, pour un obscurcissement presque complet de la vision de l'œil droit, survenu il y a huit jours.

Voici ce que nous apprend la malade : Ses règles avaient fait leur apparition au jour attendu, le 16 mars. Le 17, malgré une pluie violente, Mme B... commit l'imprudence de sortir. Fortement mouillée, elle prit froid et rentra chez elle, malaise, en proie à de petits frissons. Elle constata que l'écoulement menstruel était arrêté. Dans la soirée elle est prise d'une céphalalgie intense avec nausées, vomissements, de courbature. L'impression de froid persiste : la malade ne peut arriver à se réchauffer.

Ce malaise dure deux jours et la malade s'aperçoit tout d'un coup qu'elle ne voit presque plus de son œil droit. Elle a devant l'œil la sensation d'un grand voile bleu épais l'empêchant de distinguer les objets. Elle continue cependant d'entrevoir ceux de ces objets qui sont placés dans une position excentrique. Justement effrayée la malade va trouver son médecin qui l'engage vivement à voir un spécialiste. Comme la malade ne souffrait en aucune façon, elle attendit un jour ou deux ; mais voyant qu'il ne se produisait aucune modification dans l'état de l'œil, elle se décide à consulter.

L'aspect extérieur de l'œil est normal. La pupille seule paraît un peu dilatée. La partie périphérique du champ visuel est à peu près conservée; mais on constate un large scotome central dans lequel la flamme d'une bougie est vaguement distinguée sous la forme d'une masse lumineuse bleuâtre : et cela à 0,50 centimètres environ. L'éclairage oblique ne montre aucune altération de la cornée, ni de l'iris. L'ophtalmoscope permet de constater la transparence parfaite du milieu de l'œil. Mais on aperçoit en même temps, dans la région de la macula, une large hémorrhagie rétinienne en nappe, dont la partie externe (image renversée) atteint presque la papille sans toutefois l'envahir. Cette dernière est normale ; tout au plus paraît-elle un peu injectée surtout si on la compare avec la papille du côté gauche (œil sain). La position des vaisseaux rétiniens qui avoisinent la plaque hémorrhagique permet de supposer que l'épanchement sanguin s'est fait directement dans la rétine. D'ailleurs la partie supérieure, frangée et comme radiée, présente cet aspect bien connu des hémorrhagies rétiniennes se faisant dans la couche des fibres. Dans les environs on ne rencontre aucune rupture vasculaire, ni aucune déchirure choroïdienne.

Rapportant directement l'origine de cette hémorrhagie

à la suppression brusque du flux menstruel, M. Courserant conseille comme traitement : des révulsifs sur les membres inférieurs, des fumigations vaginales aromatiques, des injections sous-cutanées de pilocarpine, une application de la ventouse Heurteloup à la tempe avec évacuation d'un cylindre et demi de sang, l'application renouvelée de sangsues derrière les apophyses mastoïdes.

Au bout de huit jours de ce traitement, suivi très exactement, la malade constatait déjà une certaine amélioration, et l'ophtalmoscope permettait de voir que l'hémorrhagie pâlissait sur ses bords, en s'éloignant manifestement de la pupille optique. A ce moment, et malgré défense, la malade est obligée d'entreprendre un voyage à Marseille. Dans cette ville, elle continue son traitement sous la direction d'un de nos confrères et revient deux mois après l'accident initial nous faire constater une guérison complète. Il restait encore pourtant dans le point de fixation central un peu de gêne dans la lecture des caractères fins. L'ophtalmoscope donnait l'explication de cette légère diminution de l'acuité en permettant de voir dans les parties postérieures du corps vitré situées en avant de la macula une fine poussière due probablement à un léger épanchement du raptus sanguin. Enfin, dans toute la partie de la rétine qui avait été le siège de l'hémorrhagie, la membrane nerveuse offrait une certaine matité comme dans tous les cas de ce genre.

Cinq mois après l'accident, la malade écrivait au Dr Courssérant que la vision de cet œil était absolument pareille à celle du côté opposé, Disons, pour finir, que depuis l'arrêt menstruel, cause déterminante de ce grave accident oculaire, les règles étaient redevenues normales.

### Observation XXIV. — Michel Dauthon (1).

Apoplexie de la rétine.

Mlle J..., 25 ans, lingère, demeurant rue du Temple, se présente à la clinique de M. Desmares, le 5 février 1862, pour une perte subite de l'œil droit survenue il y a cinq jours.

Cette malade se porte bien ordinairement et a toujours eu une excellente vue. Constipation habituelle. Le 31 janvier elle a eu ses règles, qui n'ont duré que quelques heures. Le lendemain survenaient les troubles de la vue. En examinant le champ visuel, on constate que la vision centrale est abolie. La malade ne peut lire même le n° 20 de Jæger. Vision périphérique conservée. Les objets paraissent cachés, dit la malade, par une tache rouge.

A l'ophtalmoscope on trouve les milieux transparents. A la partie externe de la pupille on trouve un large épanchement de sang qui couvre la macula. La papille présente sa teinte normale. Les veines rétiniennes sont un peu plus volumineuses que d'habitude.

Traitement : sangsues aux parties génitales.

Le 12, amélioration sensible. La malade arrive à lire

(1) Michel Dauthon, loc. cit.

le n° 18 de Jæger. La tache rouge a un peu pâli. La malade ne revient plus.

### Observation XXV (Inédite).

Obnubilation passagère. Congestion des vaisseaux rétiniens. Dysménorrhée.

Mlle L..., 14 ans. Parents sains. Apparence vigoureuse. Se présente à la clinique de M. Meyer le 8 septembre 1884. Réglée depuis un an. Les règles sont toujours très irrégulières et assez pénibles.

Cette jeune fille se plaint d'obnubilations passagères de la vue, accompagnées de photophobie et de maux de tête. Ces phénomènes se montrent invariablement au commencement de chaque période menstruelle, pour disparaître quand l'écoulement utérin est bien établi.

Au moment où cette jeune personne se présente à la clinique, elle se trouve dans une période menstruelle.

A l'examen, la force visuelle est normale pour les deux yeux. Le champ visuel est normal pour le blanc et pour les couleurs

A l'ophtalmoscope on remarque un certain degré de congestion de la rétine; les veines sont gonflées et tortueuses. Des pulsations très marquées et très nettes se font voir dans les artères rétiniennes.

On institua un traitement général basé sur l'hydrothérapie, la marche, des révulsifs sur les membres inférieurs, des purgatifs drastiques.

Dans le courant du mois d'octobre, les règles sont venues plus facilement et les phénomènes oculaires se sont montrés moins accentués. On insiste sur la continuation du traitement. La malade reste deux mois sans reparaître à la clinique, où elle ne revient que le 10 décembre. L'écoulement menstruel se fait maintenant avec facilité et abondance. Tous les phénomènes congestifs ont cessé du côté des organes de la vision.

L'influence de la perversion utérine nous semble encore bien établie dans les observations que nous venons de rapporter.

Dans toutes nos observations, sauf une (observ. XXI), la maladie oculaire suit presque immédiatement l'arrêt de la menstruation. Dans l'observation de Kay le début n'est pas si brusque ; l'affection oculaire se montre longtemps après l'irrégularité menstruelle. Cependant, on ne peut nier l'influence de l'action utérine qnand on voit cette affection guérir par le retour à une menstruation normale, revenir au moment d'une nouvelle suppression, pour disparaître de nouveau au moment où le cours des règles se rétablit, pour reparaître encore en partie à la suite d'une suppression partielle du flux menstruel.

L'influence sur la lésion oculaire du retour à une menstruation normale est non moins évidente dans notre observation XXII, où nous voyons le traitement seul, continué pendant huit jours, n'amener aucun résultat. Survient un écoulement utérin, l'acuité visuelle gagne aussitôt et monte au fur et à mesure que la fonction tend à reprendre son cours normal.

Dans notre observation XX, nous voyons également

l'amélioration s'accentuer rapidement au moment où se fait le retour du flux menstruel.

Dans nos deux observations d'apoplexies rétiniennes, le début montre bien l'influence de la suppression menstruelle sur l'apparition de la lésion ; il nous paraît impossible de la mettre en doute. Malheureusement, l'influence du retour à une menstruation normale est mal établie. Dans notre observation XXIV, la malade est perdue de vue trop tôt, et ce, par sa faute. Dans notre observation XXIII, ce retour est bien mentionné, mais son influence sur la marche regressive de l'hémorrhagie n'est pas bien indiquée. Cependant, la résorption assez rapide de l'épanchement sanguin nous porterait à croire que ce retour s'est fait assez rapidement.

Dans notre observation XXV nous voyons, sous l'influence de règles pénibles, s'établir une sorte de turgescence du globe oculaire avec apparition de battements dans les artères rétiniennes, troubles qui disparaissent quand l'écoulement menstruel est bien établi. On régularise le cours des menstrues, et tous ces accidents disparaissent. Cette observation est assez curieuse. Malheureusement, la mesure de la tension oculaire n'a pas été prise.

Voyons maintenant quel a été dans ces diverses affections le traitement suivi.

Dans l'observation de Machek, le traitement ne paraît pas avoir été bien actif : les règles sont revenues d'elles-mêmes. Mais dans toutes les autres observations, nous voyons le traitement général institué en vue de ramener les règles, qui, seules, peuvent amener une guérison complète. Le traitement local n'est pas négligé non plus. Déplétifs. Antiphlogistiques et antiplastiques sont employés concurremment pour éviter une trop grande extension des désordres rétiniens.

### NÉVRITE OPTIQUE. — ATROPHIE PAPILLAIRE. AMBLYOPIE. — HÉMIANOPSIE.

Nous allons étudier dans ce chapitre l'action des troubles menstruels sur l'inflammation du nerf optique, la névrite optique et l'atrophie papillaire qui peut en être la conséquence. En général, les névrites optiques sont toujours des affections graves, lorsqu'elles sont amenées par des causes persistantes dont l'action continue à se faire sentir. (Tumeurs cérébrales, méningites chroniques.) Dans les inflammations du nerf optique qui relèvent des troubles menstruels, le pronostic est moins fâcheux ; on peut agir directement sur la cause et amener une dérivation salutaire. Que sous l'influence de troubles circulatoires dus à la rétention des menstrues, il se produise dans le tissu même de la papille une infiltration séreuse et que le nerf vienne s'étrangler dans l'anneau sclérotical inextensible (de Græfe), ou que, sous l'influence d'un excès de tension sanguine, la compression du tronc nerveux ait lieu directement par une hydropisie de sa gaine dans l'espace sous-lymphatique, (Schwalbe et Schmidt) (1), on pourra agir assez énergi-

(1) Warlomont et Duwez, art. Rétine, in Dict. encycl. des sc. médicales.

quement pour prévenir une compression trop prolongée des éléments nerveux et l'atrophie de la papille. Et, en effet, dans la majeure partie de ces cas, on peut espérer une restitution complète de la vue Mais que sous l'influence de la tension circulatoire amenée par la rétention subite d'un flux menstruel, il se déclare une lésion encéphalique (hémorrhagie) pouvant amener une irritation continue du nerf ou des bandelettes optiques, le résultat sera bien différent et le pronostic bien plus grave ; l'atrophie papillaire est presque fatale. Heureusement les lésions du nerf optique, suite de troubles utérins, sont assez rares. Nous ne rapporterons ici que deux exemples : un terminé par une complète guérison, l'autre par une cécité absolue.

Nous joindrons à ce chapitre, pour ne pas en faire une étude à part, les exemples que nous possédons étant trop peu nombreux, deux observations, l'une, d'amblyopie sans lésions, due à M. le Dr Kohn (1), et l'autre, d'amaurose congestive, liée à une aménorrhée chez une hystérique, observation rapportée par M. Dor (2). Nous nous efforcerons de montrer qu'ici l'influence de la perturbation utérine nous semble encore indéniable.

### Observation XXVI (Inédite).

Névrite optique due à une aménorrhée complète. Guérison.

Mlle M..., 15 ans, se présente à la clinique de M. Meyer, le 15 février 1884. Tempérament lymphati-

(1) Kohn, Un cas d'amblyopie sans lésions, Rec. opht., 1875.
(2) Dor, Ann. ocul., année 1884.

que. On ne trouve aucune trace de diathèse ni syphilitique, ni rhumatismale.

Cette jeune fille se plaint de violents maux de tête accompagnés d'étourdissements. Interrogée sur ses antécédents elle raconte qu'elle n'a été réglée qu'une seule fois au mois de décembre 1883. Un mois après, à peu près au moment où elle aurait dû avoir ses époques, les maux de tête commencent. La vue baisse et, depuis ce moment, ces accidents n'ont fait que suivre une marche progressivement croissante. Pendant toute cette période la jeune malade était sujette à des épistaxis fréquentes.

A l'examen : *Acuité visuelle :* O. D. $= \frac{1}{3}$ vision normale ; O. G. $= \frac{1}{2}$ vision normale après correction de son astigmatisme hypermétropique.

*Champ visuel.* — Rétrécissement concentrique pour le blanc et pour les couleurs, plus prononcé à gauche.

A l'éclairage oblique, on constate sur la cornée de l'œil droit une ancienne taie provenant, au dire de la malade, d'une cicatrice de coup de plume.

A l'ophtalmoscope, on constate, dans les deux yeux, l'existence d'une névrite optique. Les contours de la papille sont effacés par l'œdème périphérique. Les veines sont gonflées et turgescentes. Ces caractères sont plus prononcés à gauche qu'à droite. Dans l'œil gauche, la papille présente tous les caractères d'une papille étranglée (staungs papille).

M. Meyer, pensant que ce trouble morbide est intimement lié à la non apparition des règles, conseille d'appliquer des sangsuss à la vulve, le repos des yeux dans une chambre obscure et des purgatifs légers.

Sous l'influence de ce traitement, les règles font leur réapparition presque immédiatement. La malade vient nous voir huit jours après. La vision est redevenue normale.

*Acuité visuelle :* O. D. $= \frac{1}{2}$ vision normale. Ce qui s'explique par la taie cornéenne , O. G. $= 1$.

A l'ophtalmoscope, on constate que les phénomènes de névrite sont en voie de disparition. Les veines ont repris leur calibre normal et les contours de la papille commencent à revenir à leur état habituel.

Le champ visuel a repris dans les deux yeux ses limites physiologiques. Les maux de tête ont disparu. On conseille à la malade de continuer encore pendant quelque temps le traitement dérivatif (purgatifs), on lui donne une hygiène sévère.

Nous avons revu plusieurs fois cette malade et nous avons pu constater son retour à une guérison complète.

Nous voyons dans ce cas une terminaison heureuse. Malheureusement, il n'en est pas toujours ainsi, comme le demontre l'observation suivante, publiée par M. Galezowski (1).

### Observation XXVII (Résumée).

### Atrophie du nerf optique.

Mme D..., 45 ans. Cette dame est venue de Belgique à

(1) Galezowski, Rec. opht., 1875.

Paris pour consulter. MM. Peter et Galezowski se rencontrent chez la malade le 25 septembre 1874.

Cette dame raconte que ses règles se sont subitement arrêtées en 1873. Deux mois après se déclarent des accidents cérébraux graves caractérisés par des vomissements intenses, perte de connaissance, des convulsions et une paralysie.

Cet état dura plusieurs jours. Au moment où cette dame reprit connaissance, elle souffrait de maux de tête très intenses et se plaignait d'un grand affaiblissement de la vue.

A mesure que disparaissaient les symptômes cérébraux, les troubles de la vue augmentèrent progressivement, et la malade a été frappée d'une cécité absolue.

Diagnostic porté : Hémorrhagie méningée se produisant d'abord au côté du pont de Varole et de la moelle allongée. Puis le sang se répandant a envahi le chiasma ; d'où névrite optique, atrophie consécutive et cécité absolue.

### Observation XXVIII. — Dr Kohn (1).

Amblyopie sans lésions appréciables.

Mme G..., 48 ans, ayant toujours joui d'une bonne santé, fut fort étonnée, le 19 mars 1875, de voir tout en jaune de l'œil gauche. Elle n'avait pas été réglée depuis le 5 du mois précédent.

Le 23 mars, elle s'aperçut que la vue avait baissé dans

(1) Kohn, Rec. opht., 1875.

cet œil. Elle ne pouvait rien distinguer et n'aurait même pu se conduire. Elle vint à la clinique de M. Galezowski, le 27 mars, se plaignant d'une amblyopie avec sentiment de plénitude et de gêne dans les mouvements de cet œil.

Nous constatâmes que le champ visuel périphérique était conservé, quoiqu'elle ne distinguât pas une lumière à 50 centimètres, et que la perception de couleurs fût entièrement perdue. Un examen minutieux à l'ophtalmoscope ne fit découvrir aucune lésion.

Application de sangsues à la vulve. Potion au bromure de potassium.

Le 29, la malade voit une bougie à 1 mètre de distance

Le 2 avril. La malade voit assez pour se conduire. Toute sensation de gêne et de plénitude a disparu. Fond de l'œil normal.

Le 6. Les règles sont reparues.

### Observation XXVIV. — Souquières (1).

Amaurose des deux yeux liée à une aménorrhée. Hémianesthésie gauche.

Le 18 décembre 1882 se présente à ma clinique Mlle X..., agée de 16 ans. Elle a joui d'une bonne santé antérieure. Dans les deux ou trois mois qui ont précédé sa maladie elle se plaignait d'un peu de céphalalgie.

A l'âge de onze ans ses époques parurent deux fois,

(1) Cette observation est une des deux qui ont été rapportées par M. Dor au dernier congrès d'ophtalmologie, V. Ann. ocul., année 1884.

puis disparurent. Au mois de septembre 1882 elle eut une hémoptysie abondante, probablement supplémentaire.

Caractère très impressionnable, changeant, irritable, cris, pleurs.

Elève de la Martinières, le 17 septembre, à deux heures, en entrant en classe elle a comme un brouillard devant les yeux, phénomène qu'elle croyait devoir attribuer à l'éblouissement produit par le soleil. Céphalalgie intense, maux de cœur, froid aux extrémités. Puis la vue disparaît complètement. On est obligé de la reconduire chez elle, et elle nous est amenée le lendemain matin.

La démarche est chancelante. Toute la moitié gauche du corps est comme engourdie et complètement hémianesthésique. Cécité complète des deux yeux; les pupilles sont dilatées et réagissent faiblement à la lumière et à la convergence. A l'ophtalmoscope rien d'anormal. Le diagnostic d'amaurose hystérique est porté en se fondant sur l'absence des règles, et la médication dirigée de manière à rappeler le flux menstruel. Valériane, fer, hydrothérapie, sinapismes aux jambes.

Au bout de douze jours l'œil droit perçoit déjà les gros objets et son état va s'améliorant rapidement dans le courant du mois de janvier 1882, et le 25 de ce mois elle voit 20/10. Vision toujours abolie dans l'œil gauche.

La même médication est continuée, et le 5 février elle voit 20/20 des deux yeux. L'amaurose a donc duré douze jours pour l'œil droit et six semaines pour l'œil gauche. Les époques parurent pour la première fois le 18 février et depuis cette époque la jeune fille est bien réglée.

En même temps que le flux menstruel se rétablit, les derniers symptômes de l'hémianesthésie disparaissent. Aujourd'hui, la malade nous raconte que depuis la fin de février 1883 elle a joui d'une excellente santé et rien ne fait prévoir qu'elle ait à craindre une récidive.

En résumant ces observations nous voyons encore que l'influence utérine joue un rôle qui nous paraît certain dans ces diverses affections.

Dans notre observation de névrite optique, les premiers phénomènes se montrent chez une jeune fille qui n'a jamais été réglée qu'une seule fois, et au moment où la seconde époque devait se produire. Une médication active est dirigée en vue de ramener les règles; celles-ci se montrent presque immédiatement et aussitôt tous les phénomènes morbides cessent : l'étranglement de la papille disparaît et la jeune fille recouvre une acuité visuelle complète.

Dans notre observation XXVII à la suite d'un arrêt de la menstruation il se produit une hémorrhagie méningée. L'épanchement sanguin en se propageant a atteint le chiasma. Mais ici la cause d'irritation persiste : on ne peut agir sur elle. Elle va entretenir la lésion. La névrite s'aggrave et bientôt survient l'atrophie papillaire qui en est la suite obligée.

Dans notre observation XXVIII à la suite d'une suppression menstruelle d'un mois, la vue disparaît peu à peu dans l'œil gauche. La malade se plaint d'un peu de tension oculaire et de gêne dans les mouvements de l'œil. Une médication dérivative est instituée. L'amélioration se fait sentir rapidement et la menstruation se rétablit.

Dans notre observation XXIX chez une jeune fille de 16 ans, hystérique, qui avait été réglée deux fois, à l'âge de onze ans, les règles s'arrêtent. Cinq ans se passent sans accidents. Tout à coup elle est prise dans le courant de septembre 1882 d'une hémoptysie, probablement supplémentaire, et dans le même mois d'une amaurose complète des deux yeux. On cherche à rappeler les règles. Sous l'influence de la médication la vision revient, rapidement dans l'œil droit, plus lentement dans l'œil gauche. La menstruation se rétablit quelques jours plus tard. Depuis cette fonction a repris un cours régulier et la santé de la jeune fille est parfaite.

Dans ces diverses observations la médication générale seule est appliquée, et on ne pouvait en appliquer d'autre. C'était à la cause du mal elle-même, c'est-à-dire à l'irrégularité menstruelle qu'il fallait s'attaquer. Et nous voyons, en effet, tous les symptômes morbides disparaître lorsqu'on est parvenu à ramener l'écoulement menstruel à son fonctionnement physiologique.

## TROUBLES DU CORPS VITRÉ.

## HÉMORRHAGIES DANS LE CORPS VITRÉ.

Nous allons maintenant étudier les lésions du corps vitré, qui peut lui aussi subir le contre coup du mauvais état de la fonction utérine. Les atteintes qui peuvent porter sur le corps vitré sont d'une gravité très inégale et

« pour le pronostic il faut toujours envisager l'élément causal supérieur et l'état propre du corps vitré : c'est-à-dire le degré d'altération qu'il a éprouvé. Les épanchements sans inflammation prolongée sont loin d'être aussi funestes que lorsque la maladie est chronique ou lente. Car, alors, il faut faire rentrer en ligne de compte les propriétés retractiles du tissu cicatriciel qui se forme dans ce cas et qui agit sur tous les tissus voisins (1). »

Des troubles légers du corps vitré peuvent exister sans autres lésions concomitantes. Ils disparaissent d'ailleurs très rapidement sous l'influence d'une modification apportée aux fonctions utérines. Et à ce propos, en parlant de cet état particulier, trouble, louche du corps vitré, qu'on nomme *état jumenteux*, de Wecker (2) a pu dire : « L'état jumenteux du corps vitré persiste à un tel point chez certaines malades sans aucune autre lésion de l'œil! D'autre part des phénomènes irritatifs, dans les parties antérieures du tractus uvéal se développent si tardivement qu'on est porté, surtout lorsque la malade présente d'autres affections vasculaires et circulatoires à considérer le mal comme la conséquence de congestions périodiques des vaisseaux, avec rupture et invasion du sang dans le corps vitré, qui souffre absolument d'une façon passive de ces invasions sanguines. Comme cette maladie se rencontre essentiellement chez des femmes, et de préférence au moment des irrégularités des fonc-

(1) Giraud-Teulon, art. Corps vitré, in Dict. encycl. des sc. médicales.

(2) De Wecker, Traité complet des maladies des yeux.

tions utérines, on a, avec raison, établi un rapport entre les troubles circulatoires déterminés de ce côté et ceux du tractus uvéal. Une régularisation des fonctions utérines (surtout lorsqu'on a obvié à des déviations et déplacements de l'organe à une action tellement manifeste en pareil cas sur la maladie occulaire) que la corrélation plus ou moins directe ne saurait être niée. »

M. Coursserant nous a cité deux cas de sa pratique privée dans lesquels cette influence était des plus marquée. Nous ne les publierons pas ; car, malheureusement, nous n'avons pas retrouvé les notes relatives à ces deux malades. Un de ces cas était très curieux en ce sens qu'une grossesse régulière qui se déclara pendant que la malade était observée, amena une guérison presque spontanée.

En dehors de ces cas de troubles du corps vitré, on peut dire sans lésions, il peut arriver aussi que des troubles plus graves, des hémorrhagies même, se résorbent sans laisser d'autres traces de leur action que quelques flocons qui restent dans l'humeur vitrée. L'hémorrhagie d'abord assez abondante pour masquer la vision dans les premiers temps se résorbe : les flocons tombent dans les parties déclives et la vision s'éclaircit. Le corps vitré reprend sa transparence première ou à peu près (observation XXXI).

Mais il n'en est pas toujours ainsi et quelquefois la vision peut être absolument perdue. C'est ce que montre notre observation XXX. Dans ces raptus sanguins qui se produisent brusquement, brutalement même, on peut dire, la perte de la vision est fatale. Le corps vitré broyé, dilacéré par l'invasion sanguine, ne reprend jamais sa transparence : l'œil est perdu au point de vue fonctionnel.

Notre observation XXXII est un cas très net d'hémorrhagie du corps vitré à la période initiale de la menstruation. Ces faits ne sont pas encore très nombreux, puisqu'en présentant ses observations, dont une a justement rapport à une hémorrhagie du corps vitré, chez une jeune fille, au début de la menstruation, M. Dor (1) a pu dire que c'était à sa connaissance le premier cas rapporté dans la littérature médicale. Et de fait, sauf celui de M. Dor et celui que nous rapportons ici nous n'avons pu en relever d'autres.

### Observation XXX (Inédite).

Arrêt brusque d'une période menstruelle. Hémorrhagie rétinienne avec épanchement sanguin dans le corps vitré.

Mme V..., 36 ans, couturière. Bonne santé antérieure. Réglée à 14 ans, mariée à 21 ans, deux enfants.

Au mois de février 1883, pendant une période menstruelle régulière, cette dame apprend brusquement l'arrestation de son mari. Sous le coup de cette nouvelle elle s'alite ; ses règles s'arrêtent. Douleurs de reins violentes, céphalalgie, vomissements. Ces différents symptômes durent deux jours au bout desquels Mme V... constata une abolition presque complète de la vision du côté

(1) Dor, loc. cit.

gauche. De son lit elle distinguait avec peine l'ombre d'une personne placée à deux mètres d'elle. L'œil ne présentait parait-il, rien d'anormal à l'extérieur. La pupille seule semblait un peu dilatée et « d'une drôle de couleur » suivant l'expression de la malade; coloration anormale due sans aucun doute à l'épanchement sanguin dans le corps vitré. Le globe offrait une certaine insensibilité au toucher.

La malade ne peut consulter un spécialiste que six semaines après l'accident. On diagnostiqua une hémorrhagie du corps vitré et l'on considéra l'œil comme perdu. M. Courssérant ne voit la malade que neuf mois après l'accident et relève les désordres suivants : trouble considérable du corps vitré; on soupçonne la papille optique, et à environ deux diamètres papillaires, en dehors, l'ophtalmoscope permet de découvrir une tache noire ovalaire avec points noirs, foncés, irrégulièrement disséminés. L'œil est plus mou qu'à l'état normal. La malade distingue avec peine l'ombre de la main à 0,80 centimètres. Pourtant en dehors et en haut, lorsque le globe est resté immobile pendant quelques instants, la malade pourrait compter les doigts à 0,10 centimètres de l'œil.

Depuis l'accident primitif la malade est très mal réglée, et elle insiste elle-même sur une augmentation de la sensibilité de cet œil au moment où l'époque menstruelle devrait apparaître. La santé générale est du reste compromise. Il existe des sueurs nocturnes, de l'impulsion cardiaque, de l'anorexie.

Aucune lésion cardiaque matérielle. Rien dans les urines. L'œil droit est normal.

### Observation XXXI. — Dor (1).

Hémorrhagie du corps vitré des deux yeux, se répétant deux fois de suite, à un mois de distance, chez une jeune fille non encore réglée.

Mlle P..., 14 ans, habitant la Côte-d'Or, se présente, le 17 septembre 1883, à la clinique de M. Dor, se plaignant d'un trouble des deux yeux datant de six semaines et dont l'invasion avait été très rapide.

Après une amblyopie assez forte, la vue s'était un peu améliorée pendant trois semaines pour se troubler de nouveau pendant quinze jours environ, avant l'arrivée de la malade à Lyon. On constate une hémorrhagie des deux corps vitrés.

*Vision*, O. D. = 20/c. O. G. = 20/c.

On institua un traitement avec la ventouse Heurteloup, l'iodure de potassium et des injections sous-cutanées de pilocarpine. C'est surtout à ce dernier remède qu'est attribuée la première apparition des règles survenues le 28 septembre.

L'hémorrhagie se résorba lentement dans les deux yeux et la vision revint à 20/40 pour l'œil droit, mais resta à 20/c, pour l'œil gauche, bien que l'ophtalmoscope ait montré une dimension notable de l'épanchement sanguin.

Aujourd'hui il reste un léger brouillard, ou plutôt une multitude de petits points disséminés dans le champ

(1) Dor, de Lyon, loc cit.

visuel. Les règles sont toujours revenues normalement depuis le début.

Et M. Dor ajoute : « Les hémorrhagies du corps vitré chez les femmes adultes et surtout à l'époque de la ménopause sont déjà connues. Mais ceci est à ma connaissance le premier cas d'hémorrhagie supplémentaire du corps vitré à la période initiale de l'établissement des règles. » A ce cas nous en joindrons un second que nous devons à l'obligeance de M. le Dr Coursserant. L'affection frappe également une jeune fille au moment de l'apparition des premiers phénomènes menstruels.

### Observation XXXII (Inédite).

Hydrophtalmie. Hémorrhagie du corps vitré.

Mlle J..., 12 ans 1/2, est amenée par sa mère à la clinique du Dr Coursserant le 12 février 1880. La mère avait remarqué qu'au mois de décembre 1879 l'œil gauche de l'enfant devenait plus gros et plus saillant. Six semaines auparavant l'enfant s'était trouvée subitement indisposée. Elle se plaignait de violentes douleurs de reins, de fatigue dans les jambes, de maux de tête accompagnés certains jours de vomissements. Ces phénomènes durèrent environ quinze jours au bout desquels il s'établit un écoulement sanguin vaginal assez abondant ressemblant à une première menstruation s'établissant sous forme de perte. Cet accident arrivant à un âge si jeune effraya la mère qui conduisit l'enfant à son médecin. Celui-ci porta le diagnostic de règles précoces.

L'écoulement sanguin apparu l'état général de l'enfant s'améliora beaucoup et tout sembla rentrer dans l'ordre.

Vers le milieu de janvier, l'œil gauche qui était devenu progressivement plus gros et plus saillant devint le siège de douleurs assez vives. L'enfant commença à se plaindre d'y voir confusément. Les maux de tête, la courbature, les vomissements reparurent avec plus d'intensité que la première fois; mais l'écoulement sanguin vaginal fit défaut. La petite fille accusa un défaut de vision presque complet de l'œil gauche. On la purge et on lui fait prendre des bains. L'état général paraît s'améliorer, mais la vision reste toujours très mauvaise et le volume du globe oculaire gauche augmente lentement, mais d'une façon continue et progressive.

Nous constatons le 12 février 1880 une exophtalmie assez marquée avec distension de la sclérotique ; aplatissement de la cornée et diminution sensible de la tension intra-oculaire. (T.-1.)

La pupille naturellement et largement dilatée permet un examen ophtalmoscopique facile.

*Vision.* = La main avec peine à 0,30 centimètres.

Le corps vitré présente un trouble général (aspect jumenteux) assez considérable. De plus en faisant exécuter à l'œil de brusques mouvements on voit une fine poussière se déplacer dans tous les sens dans le champ ophtalmoscopique. De plus à de certains moments on voit apparaître une grosse masse noire, floconneuse, qui masque tous les autres détails du fond de l'œil. En raison du trouble considérable du corps vitré l'examen ophtalmoscopique des membranes profondes est rendu très difficile. Pourtant en laissant l'œil au repos pendant un certain temps, il est possible de voir la papille comme au travers d'un nuage épais. Elle paraît uniformément rouge ; la distinction est impossible à établir entre les veines et les artères. Autant que le permet le peu de transparence du corps vitré l'examen ne permet de relever aucune lésion de la rétine tant au pourtour de la papille, que dans la région de la macula et les parties périphériques. Pas d'hémorrhagie rétinienne, pas de déchirure choroïdienne.

M. Coursserant porte le diagnostic d'hémorragie du corps vitré due probablement à la rupture d'un vaisseau rétinien. L'œil droit est normal. Dans cet œil la vision centrale et périphérique est intacte.

*Traitement.* — Iodure de potassium à l'intérieur, une série de petits vésicatoires volants sur les tempes et derrière les oreilles, sudations deux fois par semaine, emploi répété de révulsifs sur les membres inférieurs. Ce traitement continué pendant six semaines n'amène aucune amélioration. L'œil semble au contraire proéminer un peu plus qu'au début.

Une nouvelle crise survient le 27 mars. Les douleurs de tête, de reins, la courbature, les vomissements surgissent de nouveau. L'écoulement sanguin fait encore défaut.

En présence de l'accroissement persistant du globe oculaire et du peu de résultat fourni par la médication antérieure, M. Coursserant propose à la mère de pratiquer sur cet œil gauche une large iridectomie.

La malade reste deux mois sans reparaître, et ce n'est que le 1er juin que nous la voyons de nouveau. Au dire de la mère, la jeune malade aurait éprouvé dans le courant de mai les troubles généraux ordinaires, mais avec trace d'hémorrhagie utérine. La céphalalgie aurait été moins intense et l'enfant aurait, paraît-il, accusé une certaine amélioration visuelle. Pourtant l'examen ophtalmoscopique ne dénote aucun changement et l'enfant ne voit toujours que confusément le passage de la main devant l'œil à 0,30 ou 0,40 centimètres environ.

Pendant les deux mois qu'elle est restée sans revenir, la mère a continué l'emploi des révulsifs sur les membres inférieurs en y joignant quelques bains de siège chauds et l'emploi de larges cataplasmes presque journaliers sur l'abdomen.

M. Coursserant insiste de nouveau pour qu'on pratique une large iridectomie. La mère cède, et l'opération est pratiquée le 14 juin 1880 avec le concours de M. le Dr Berald, de M. Léviste, chef de clinique. La malade est soumise à l'action combinée du chloral et du chloroforme, selon la méthode préconisée par M. le professeur Trélat. L'excision de l'iris est faite en haut. Au moment où l'on prend l'iris entre les mors de la pince pour l'attirer au dehors, il se déchire en produisant une très petite hémorrhagie dans la chambre antérieure. L'excision est faite en deux fois dans les deux angles de la plaie. On provoque l'expulsion du sang épanché dans la chambre antérieure en entrebâillant légèrement les deux lèvres de la plaie cornéenne au moyen de la spatule en écaille, et, le sphincter bien rentré, on place un bandage. La cicatrisation se fait normalement, sauf dans l'angle externe de la plaie, où pendant quelque temps la cicatrice menace de devenir cystoïde. L'emploi prolongé du bandeau compressif fait disparaître cette crainte, et, quinze jours environ après l'opération, la cicatrice était plate dans toute son étendue.

La petite malade fut suivie pendant longtemps, et, malgré l'intervention chirurgicale, l'état visuel n'avait nullement gagné six mois après l'opération. Les phénomènes ophtalmoscopiques étaient restés les mêmes. Seule, l'hydrophtalmie paraissait enrayée. Disons que pendant cette période les révulsifs sur les membres inférieurs, l'application de ventouses sur les reins et aux cuisses réussirent à modérer les crises mensuelles. La menstruation ne s'établit d'une façon régulière et normale que dans le courant de sa 13e année. A partir de ce moment, l'état général devint satisfaisant. L'hydrophtalmie fut enrayée, mais la vision ne subit pas d'amélioration sensible. Pourtant l'enfant prétendait voir un peu plus distinctement, et cela, paraît-il, lorsque l'écoulement menstruel apparaissait.

En résumant rapidement nos observations, nous voyons encore ici l'influence du retentissement utérin sur l'affection oculaire.

En effet, dans notre observation XXX, nous voyons une émotion vive au moment d'une période menstruelle amener un arrêt brusque des règles, un malaise immédiat et une abolition presque complète de la vision deux jours après. La lésion est irréparable. Les règles sont revenues, irrégulières il est vrai, mais la vision n'a nullement gagné. Seulement la malade insiste elle-même sur une sensibilité beaucoup plus marquée de l'œil atteint au moment des époques menstruelles.

Dans notre observation XXXI, le début fait totalement défaut. Faut-il rapporter la première attaque d'amblyopie à l'influence menstruelle ? Deux faits plaident en faveur de cette interprétation : le début brusque de l'affection et la rechute, qui arriva environ un mois après sans cause extérieure appréciable.

De plus, au moment où sous l'influence de la médication générale les règles viennent à se montrer, les hémorrhagies se résorbent ne laissant à leur suite qu'une fine poussière en suspension dans le corps vitré, ce qui produit un léger brouillard de la vue.

Dans notre observation XXXII, nous voyons une distension brusque des membranes externes de l'œil se produire chez une jeune enfant au moment où une menstruation précoce semble vouloir s'établir. Celle-ci s'arrête donnant lieu à une augmentation de l'hydrophtalmie et s'aggravant d'une hémorrhagie intraoculaire probable, sinon certaine. Les phénomènes généraux et locaux progressent, avec des crises qui coincident avec le moment où les règles devraient apparaître. Enfin de compte, la jeune malade ne paraît éprouver une amélioration véritable que :

1° Lorsque une large iridectomie est venue enrayer la distension des membranes oculaires, cette intervention chirurgicale étant légitimée par l'expérience clinique ;

2° Lorsque la fonction menstruelle, jusque-là faisant presque complètement défaut, commence à s'établir d'une façon régulière et normale. Elle ne peut recouvrer sa vue, la lésion est trop grave ; mais elle accuse d'elle-même une certaine amélioration de l'état visuel au moment où se produit l'écoulement.

Quel est le traitement sur lequel on doit le plus insister dans ces divers cas ? Toujours sur le traitement général. Ce n'est que par lui que nous pouvons espérer ramener la fonction menstruelle à un cours normal, et, par suite, produire une détente favorable de la lésion oculaire. Il ne faut cependant pas non plus négliger le traitement local, mais il ne sera encore ici que palliatif. C'est encore aux révulsifs et aux saignées locales que nous aurons recours pour chercher à faire disparaître le plus rapidement possible l'épanchement sanguin et essayer ainsi d'éviter de trop graves lésions. Et si nous voyons dans notre observation XXXII intervenir par le traitement chirurgical, c'est pour chercher à éviter une trop grande distension des membranes oculaires, sous l'influence de l'hydropisie oculaire, et enrayer en même temps la marche progressive de l'affection. L'expérience clinique est là d'ailleurs pour justifier cette manière de faire.

ASTHÉNOPIE ACCOMMODATRICE. — INFLUENCE DES IRRÉGULARITÉS MENSTRUELLES SUR LA PROGRESSION DE LA MYOPIE.

Les irrégularités menstruelles retentissent également sur la fonction d'accommodation. Comment se produit ce retentissement à distance? La question n'est pas encore jugée. Ne pourrait-on invoquer l'influence d'un élément nerveux de nature réflexe dû à la sensibilité exagérée de la rétine hyperhémiée, car on a souvent observé chez ces malades une certaine congestion de cette membrane? Nous ne saurions le dire. Et cependant le spasme accommodateur qui se produit dans ces circonstances ne peut être confondu avec l'asthénopie accommodatrice ordinaire, bien que les malades qui présentent ces phénomènes morbides soient presque toujours affectées de vices de la réfraction. Cette asthénopie particulière s'en éloigne par plusieurs signes, qui ont été signalés pour la première fois par Förster (1) en Allemagne et par M. Abadie (2) en France. M. le Dr Tanguy (3), dans une thèse faite sous l'inspiration de M. Abadie, signale ces diverses particularités.

La photophobie est beaucoup plue marquée dans cette forme d'asthénopie, et surtout pour la lumière artifi-

(1) Fœrster, Handbuch der genauten Augenheilkund.

(2) Abadie, Traité des maladies des yeux.

(3) Tanguy, Des accidents nerveux de l'œil simulant l'asthénopie accommodative, th. Paris, 1877.

cielle. Dans l'asthénopie accommodatrice ordinaire, il y a lourdeur, tension de l'œil ; là il y a douleur véritable, avec irradiations vers la racine du nez, le front et le maxillaire. De plus, les phénomènes morbides n'offrent pas la même régularité que dans l'asthénopie, suite de fatigues oculaires. Leur caractère principal est d'être au contraire très inconstants. Très accentués aujourd'hui, ils seront nuls demain. De plus, les verres destinés à corriger les vices de réfraction ne soulageront pas la malade d'une façon complète.

Georgeon (1) revient sur ces signes. Il signale une injection de la muqueuse palpébrale avec sensation de graviers, très douloureuse ; il semble aux malades « que leurs paupières sont de bois ». De plus, au contraire de ce qui se produit en général dans l'asthénopie accommodatrice ordinaire, les malades ne sont pas soulagées par la vision au loin. Pour se reposer complètement et faire cesser le spasme qui les empêche de se servir de leur vue, elles sont obligées de fermer complètement les paupieres.

Le pronostic de cette affection est peu grave. Le principal ennui qu'elle cause est une gêne considérable pour les malades dans l'exercice du sens visuel. Mais cette gêne disparaît d'elle-même quand la fonction utérine a repris son cours régulier.

(1) Gorgeon, Rapports pathologiques de l'œil et des organes génitaux, thèse Paris, 1880.

## Observation XXXIII. — Kay (1).

Congestion papillaire. Hyperesthésie rétinienne. Asthénopie accommodatrice.

Mme B..., 20 ans, mariée depuis quinze mois, consulte le Dr Kay, le 28 mars 1882 pour « un état brumeux de la vue » et de l'intolérance pour la lumière, accidents remontant à deux semaines.

La conjonctive était légèrement enflammée et l'hyperesthésie rétinienne était telle que ses pupilles se contractaient au point de rendre impossible l'examen ophtalmoscopique. La pupille dilatée par une instillation d'atropine, il fut facile de constater un état nébuleux (?) de la rétine avec congestion des disques optiques. La malade était hypermétrope.

Elle raconte que ses règles étaient supprimées depuis sept semaines. Un traitement local de la conjonctivite n'amena, pour ainsi dire, aucun soulagement dans l'état oculaire de la malade.

Le 8 avril on commença un traitement interne qui amena une certaine amélioration ; mais, le 8 mai, époque à laquelle aurait dû se produire le flux cataménial, l'écoulement sanguin fit défaut et les phénomènes oculaires s'aggravèrent. Il y avait donc une suppression de trois mois sans autres signes de grossesse.

On ordonne des sangsues aux tempes et la continuation de la médication interne.

(1) Kay, Amer. Journ. of Med. sc.

Le 30 mai la malade se sent soulagée par l'application de ses sangsues aux tempes.

Le 22 juin les menstrues font leur réapparition et, depuis ce moment une grande amélioration s'est fait sentir. L'examen montre en effet un trouble rétinien moindre avec diminution de la congestion des disques optiques.

### Observation XXXIV. — Kay (1).

Asthénopie accommodatrice due probablement à un peu de congestion des membranes profondes et un peu d'hyperesthésie rétinienne.

Miss P..., 23 ans, originaire du Canada, fut amenée par son père, le 23 juillet 1881, à la consultation du Dr Kay.

Cette jeune fille ne pouvait se servir de ses yeux au delà de quelques instants sans éprouver une grande douleur, et cependant sa vue était bonne pour toutes les distances, durant les courts instants où elle pouvait s'en servir.

La lumière la faisait beaucoup souffrir.

Interrogée sur ses antécédents, elle raconte qu'à l'âge de 10 à 12 ans elle avait eu des accidents nerveux, de nature choréique. Elle avait été à ce moment retirée de pension pendant un an et demi et, depuis lors, il ne lui avait pas été possible d'y retourner beaucoup, car, depuis plusieurs années, elle souffrait de céphalalgies violentes et ses yeux étaient toujours très faibles, sans

(1) Kay, loc. cit.

qu'aucun accident inflammatoire se soit montré extérieurement.

Interrogée sur sa menstruation elle avoua qu'elle était extrêmement irrégulière et qu'elle souffrait même, par moment, de suppressions partielles.

L'examen ophtalmoscopique montre une congestion marquée des deux papilles, surtout à droite.

Un traitement fut dirigé, qui ramena les règles à un écoulement régulier et, avec le retour de celles-ci, on observa une grande amélioration. La santé générale se releva, la congestion papillaire diminua. Pendant que l'accommodation était relâchée au moyen d'une solution de duboisine, on choisit des verres qui corrigèrent son hypermétropie et amenèrent par la suite une grande amélioration dans l'état de sa vue.

### Observation XXXV. — Kay (1).

Asthénopie accommodatrice. Congestion de la papille. Hypermétropie et astigmatisme.

Miss H..., compositeur, 18 ans, née aux Etats-Unis, fut amené à la consultation du Dr Kay, le 19 avril 1879. Elle se plaignait de douleurs, de brouillard devant les yeux, avec troubles fréquents de la vision binoculaire qui, depuis plusieurs mois, gênaient l'exercice régulier de la vision.

Cette jeune fille, sujette à des attaques d'hystérie, raconte que depuis plusieurs mois ses règles sont irrégu-

(1) Kay, loc. cit.

lières et peu abondantes et qu'elle est sujette à de fréquents accès de céphalalgie.

A l'examen, on constate facilement la diplopie. Les muscles accommodateurs sont contracturés ainsi que ses muscles droit interne et droit externe.

L'ophtalmoscope montre que la jeune malade est atteinte d'astigmatisme hypermétropique. On constate en même temps un peu de rougeur et de congestion des papilles optiques.

Le choix des verres ne peut être fait sans relâchement préalable de l'accommodation avec une solution d'atropine. La dilatation pupillaire ne peut être obtenue qu'au bout de cinq jours d'usage de la solution. L'usage des verres soulage la malade de sa diplopie et améliore sa vision dans d'assez fortes proportions. Mais elle ne retrouva l'usage complet de sa vue que plus de quinze mois après, lorsque, sous l'influence d'un traitement approprié, la fonction menstruelle fut régularisée.

Il peut arriver aussi que, sous l'influence des irrégularités du flux menstruel, les femmes myopes voient s'aggraver l'état de leur affection oculaire. Et cela n'a rien d'extraordinaire. Pour les myopes toutes les causes de congestion sont préjudiciables. Elle ne peut qu'activer les phénomènes de choroïdite, qui accompagnent presque toujours la myopie, surtout lorsqu'elle est très prononcée. La rétention du flux menstruel n'agit pas ici autrement que dans ce sens. L'observation que nous citons montre bien d'ailleurs cette influence.

Observation XXXVI (*inédite*).

Mlle B..., 35 ans, se présente à la clinique de M. Meyer le 3 janvier 1884. Cette malade se plaint d'un affaiblissement de plus en plus marqué de la vue. Cette femme est fortement myope.

*Vision.* — O. D. = — 9 avec 1/4 force vis. norm. — O. G. = — 9 avec 1/6 force vis. norm.

A l'ophtalmoscope on constate dans les deux yeux un staphylôme postérieur très étendu. Ce staphylôme se prolonge à gauche jusqu'à la région de la macula. Le corps vitré présente des traces d'épanchements anciens. Cette malade nous dit avoir vu sa myopie augmenter rapidement depuis l'âge de 29 ans, époque à laquelle ses règles se sont supprimées brusquement.

Traitement antiphlogistique, sinapismes, drastiques, hygiène des myopes.

Les règles ne sont pas reparues. Cependant sous l'influence de cette médication dérivative, la myopie est restée stationnaire.

Nous voyons dans ces observations que le spasme accommodateur s'est bien produit sous l'influence des irrégularités menstruelles ; toutes les malades présentent des troubles utérins considérables et les troubles oculaires se montrent concurremment. Chez la malade qui fait le sujet de notre observation XXXIII, il y a même eu une rechute au moment d'une période menstruelle qui a fait défaut. De plus, l'asthénopie accommodatrice que présentent ces malades offre bien tous les caractères que nous avons énoncés précédemment.

Les malades qui font le sujet de nos observations offrent pour la lumière une sensibilité exagérée. Elles présentent de la congestion rétinienne. L'amélioration de la vision se produit au moment où les règles réapparaissnt d'une façon normale.

La malade qui fait le sujet de notre observation XXXV ne présentait pas de douleur pour la lumière ; mais sa vue n'a été que soulagée par l'emploi des verres, et ce n'est que quinze mois après, lors de la réapparition des menstrues, qu'elle peut recommencer à se servir de sa vue d'une façon suivie. De plus, les troubles de l'accommodation n'étaient pas continuels. Elle présentait seulement des troubles fréquents de la vision binoculaire qui gênaient l'exercice régulier de sa vision.

Ici encore le traitement principal a été le traitement général en vue de ramener la menstruation. Comme traitement local, on s'est borné à dilater la pupille pour relâcher l'accommodation et à donner des verres pour corriger les vices de réfraction. Dans un seul cas le traitement a été un peu plus actif. Nous voyons en effet, dans notre observation XXXIII, qu'au moment de la rechute qui suivit une époque faisant défaut, on fit appliquer des sangsues à la tempe. Mais ici encore ce n'était qu'un palliatif destiné à empêcher une trop forte congestion des membranes profondes de l'œil.

Nous ne nous arrêterons pas aux accidents que les troubles utérins peuvent amener du côté des paupières. Nous n'avons pas l'intention de parler ici de ces poussées de blépharite ciliaire, de blépharo-conjonctivite, d'orgeolets qui surviennent si souvent chez les femmes au moment de la menstruation, et principalement quand cette menstruation est irrégulière. Ces faits ne présentent rien de surprenant : car ils se passent principalement chez les femmes à tempérament strumeux, et qui, par cela même, sont prédisposées en même temps et aux irrégularités menstruelles et à l'inflammation du bord libre des paupières. Ces faits sont aujourd'hui tellement connus que nous jugeons inutile d'y revenir, d'autant plus que nous n'avons trouvé sur ce sujet rien de nouveau ni d'intéressant.

Nous citerons ici, en terminant, une observation curieuse due à Hasner. Nous la rejetons à la fin de notre travail, ne pouvant la classer dans aucun de nos chapitres. Nous ne pouvons malheureusement la rapporter en entier, n'ayant pu nous procurer l'observation. Nous nous contenterons donc, malgré nous, de citer l'analyse qui en a été faite dans la *Revue générale d'ophtalmologie* (1). Cette observation est extrêmement curieuse ; mais comme c'est la première de ce genre que nous rencontrons, nous nous bornerons à l'exposer sans en tirer aucune conclusion. Le sujet de cette observation est une jeune domestique de 17 ans, robuste et bien portante.

Cette jeune femme, tous les mois, au moment de ses

(1) In Rev. gén. d'opht., année 1881.

règles, qui sont d'ailleurs peu abondantes, est atteinte d'une paralysie de la 3e paire gauche, qui dure trois jours, c'est-à-dire à peu près la durée du flux menstruel.

Ce phénomène périodique se montre depuis quatre ans. Il a accompagné les premiers phénomènes de la puberté, et depuis le moment où la menstruation s'est établie il a toujours conservé sa régularité. Il existe en même temps de la céphalalgie et des vomissements.

Le premier jour où les règles se montrent, la paralysie est complète. Chute de la paupière supérieure, exophtalmie légère, dilatation de la pupille, paralysie de l'accommodation avec intégrité de l'acuité visuelle, rotation de l'œil en dehors et en bas.

Dès le deuxième jour, les phénomènes commencent à s'amender, la paupière supérieure tend à se relever, le ptosis disparaît.

Le troisième jour, la paralysie des muscles moteurs de l'œil cède à son tour et on peut voir les mouvements de rotation s'exécuter. Il ne reste donc plus que la dilatation pupillaire qui, elle, persiste plus longtemps, car au bout d'une semaine il n'est pas rare que l'ouverture pupillaire ne soit pas encore revenue à ses dimensions normales.

On n'a rien noté autre chose chez cette malade. On n'a pas trouvé d'anomalie des organes génitaux. L'utérus est petit et mobile.

Hasner attribue ce curieux trouble pathologique à une perturbation vaso-motrice portant au moment des époques menstruelles sur le noyau de la 3e paire gauche.

Et de fait, nous observons bien ici tous les signes qui

caractérisent la paralysie de la 3e paire, la paralysie du releveur de la paupière supérieure, des muscles droits supérieurs, inférieurs et internes. Le droit externe seul, recevant son nerf de la 6e paire, continue à agir et tire de son côté l'ouverture pupillaire. Dilatation pupillaire par suite de la paralysie de la racine motrice du ganglion ophtalmique. Paralysie de l'accommodation par paralysie des nerfs ciliaires.

---

## TRAITEMENT.

Nous n'avons pas dans ce chapitre l'intention d'indiquer le traitement relatif à chaque genre d'affections. Le sujet de notre travail étant un sujet de pathologie générale oculaire, nous ne ferons ici que d'indiquer sommairement les grandes lignes générales du traitement.

Et tout d'abord, si nous nous reportons au résultat de nos observations et de nos conclusions partielles, le premier principe que nous en tirerons au point de vue du traitement est celui-ci : tendre par tous les moyens possibles 1° à faire reparaître les règles si elles sont totalement arrêtées ; 2° régulariser leur cours si elles sont seulement irrégulières et douloureuses.

En effet, nous voyons partout que ce n'est qu'au moment de ce retour à une menstruation régulière et normale que la guérison, ou tout au moins dans certains cas l'amélioration définitive et continue, a pu être obtenue. Ce sera donc à provoquer ce retour à une menstruation normale que devra s'appliquer le médecin, en s'inspirant des circonstances et du tempérament de sa malade ; car il est de toute évidence qu'on n'emploiera pas pour rappeler les menstrues la même médication chez une femme robuste dont les règles se sont supprimées pour une cause purement accidentelle, que chez une femme anémique ou scrofuleuse chez qui la cause même de la suppression ou de l'irrégularité tient le plus souvent essentiellement à la constitution même du sujet.

Mais si l'indication première consiste dans l'établissement du traitement général, est-ce à dire pour cela qu'il faille négliger le traitement local? Assurément non ! Quand bien même ce traitement local ne jouerait que le rôle de traitement moral destiné à faire prendre patience aux malades, on ne serait pas encore en droit de le laisser de côté! Mais son rôle est loin d'être aussi effacé. Sans aller jusqu'à prétendre, avee M. Galezowski (1), que ce traitement doit être quelquefois plus énergique dans les circonstances dont nous nous occupons, que dans les affections oculaires liées à une toute autre cause, opinion que nous ne pouvons partager, nous sommes loin cependant de lui refuser un rôle actif, mais son action sera purement palliative. Grâce en effet aux révulsifs (vésicatoires, huile de croton en friction derrière les oreilles), aux antiphlogistiques (sangsues, ventouses scarifiées, ventouses Heurteloup), aux mydriatiques, aux antiplastiques, nous pouvons dans une certaine mesure parer aux accidents locaux et dans les affections des membranes profondes empêcher une hyperhémie, une congestion trop active de ces membranes. Nous pouvons jusqu'à un certain point agir sur les hémorrhagies, sur les exsudats et chercher à empêcher ainsi l'établissement de lésions assez graves pour que la maladie ne puisse se terminer sans qu'il reste à sa

(1) In Rec. d'opht., 1825.

suite des traces profondes et irrémédiables de son passage. Mais là se borne le rôle du traitement local. A lui seul, il nous paraît impuissant à amener la guérison complète des accidents oculaires.

Cependant nous pourrons paraître en contradiction avec nous-même lorsque nous dirons qu'on est quelquefois amené à intervenir chirurgicalement ; car cette intervention peut paraître un traitement actif au premier chef. Cette contradiction n'est véritablement qu'apparente. En effet dans quels cas intervient-on? Dans les iritis, dans les irido-choroïdites, alors que de larges et de fortes adhérences établies entre l'iris et le cristallin tendent à empêcher une libre communication entre la chambre antérieure et les parties profondes de l'œil et à augmenter ainsi la tension intra-oculaire ; quand ces synéchies, par leurs tiraillements incessants, sont une cause permanente et incessante d'irritation venant se joindre à la cause première de l'affection.

On agit encore dans ces cas de kératites vasculaires qui, par leurs poussées inflammatoires, leurs récidives constantes, mettent en danger la vitalité du tissu cornéen. La tonsure conjonctivale n'est destinée qu'à mettre la cornée à l'abri de ces accidents. Peut-on dans ces divers cas considérer le traitement chirurgical comme un traitement actif dans le sens propre du mot ? Nous ne le croyons pas ; car ce n'est pas à la cause même de la maladie qu'il s'attaque : c'est à ces causes locales d'inflammation qui tendent à prolonger l'affection. Et ce qui tendrait à le démontrer, c'est que dans toutes nos observations où les malades ont été opérées, elle ont éprouvé un bien-être immédiat à la suite de l'opération, la guérison complète n'est venue que lorsque la menstruation a repris un cours régulier et normal. En agissant ainsi, on se borne à mettre l'œil dans des conditions telles qu'il puisse attendre, avec le moins de dommages possible, les résultats de la médication générale qui demandent presque toujours un certain temps pour se produire.

---

## CONCLUSIONS.

Du travail que nous publions il ressort que :

1° Le mauvais état des fonctions utérines (aménorrhée, dysménorrhée) peut revendiquer une place dans l'étiologie de certaines affections oculaires ;

2° Qu'il a une influence indéniable sur la production, la marche, la durée et l'évolution de ces mêmes affections oculaires ;

3° Que le principal traitement à instituer est le traitement général, la guérison complète ne pouvant être obtenue que lors du retour d'une menstruation normale.

4° Que ce traitement local, agissant comme palliatif sur les accidents locaux, ne doit pas non plus être négligé.

5° Qu'on est dans certains cas obligé de recourir au traitement chirurgical pour faire disparaître des causes d'irritation locale et mettre l'œil dans un état favorable pour attendre le résultat du traitement général.

Paris. — A. PARENT, imp. de la Fac. de médec., A. DAVY, successeur,
52, rue Madame et rue M.-le-Prince, 14,

www.ingramcontent.com/pod-product-compliance
Ingram Content Group UK Ltd.
Pitfield, Milton Keynes, MK11 3LW, UK
UKHW020925180726
13838UKWH00002B/765

9 782329 360188